W0246296

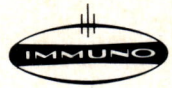
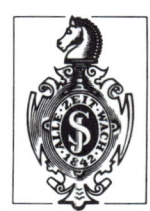

Wolfgang Stolz Diethelm Wallwiener
Gunther Bastert   Herausgeber

Immunglobuline in der Frauenheilkunde

Springer-Verlag
Berlin Heidelberg New York
London Paris Tokyo Hong Kong
Barcelona Budapest

PD Dr. med. Wolfgang Stolz
Universitäts-Frauenklinik
Voßstraße 9
6900 Heidelberg

Jetzige Adresse:
Tagesklinik München Nord
Ingolstädter Straße 166
8000 München 45

PD Dr. med. Diethelm Wallwiener
Prof. Dr. med. Dr. h. c. Gunther Bastert

Geschäftsführender Direktor
Universitäts-Frauenklinik
Voßstraße 9
6900 Heidelberg

ISBN 3-540-55956-6 Springer-Verlag Berlin Heidelberg New York

Die Deutsche Bibliothek – CIP-Einheitsaufnahme

Immunglobuline in der Frauenheilkunde / Wolfgang Stolz ...
(Hrsg.). – Berlin ; Heidelberg ; New York ; London ; Paris ;
Tokyo ; Hong Kong ; Barcelona ; Budapest : Springer, 1992
  ISBN 3-540-55956-6
NE: Stolz, Wolfgang [Hrsg.]

Druck- und Bindearbeiten: Druckhaus Beltz, Hemsbach
27/3145/5 4 3 2 1 0 – Gedruckt auf säurefreiem Papier

Vorwort

Das Thema: „Immunglobuline in der Frauenheilkunde" wird zunehmend bedeutsamer. In der vorliegenden Zusammenfassung des gleichnamigen Symposiums am 19. Oktober 1991 an der Univ.-Frauenklinik Heidelberg wurde die Thematik auf das Problem der: „Immunglobuline in der Geburtshilfe" fokussiert.

Es ist nicht mehr erstaunlich, daß Immunglobuline in unserem Fachgebiet im Laufe der letzten Jahre einen festen Platz in der Therapie eingenommen haben. Es sei nur beispielsweise an die Anti-D-Prophylaxe bei Rhesus-Konstellation erinnert. Diese segensvolle Prophylaxe hat die Zahl der Rhesusinkompatibilitäten drastisch gesenkt. Allerdings sind im Laufe des letzten Jahres Neuerungen in der Anwendung der Anti-D-Prophylaxe in die Mutterschaftsrichtlinien aufgenommen worden, die beachtet werden müssen. Bei diesen Neuerungen spielen Kosten-Nutzen-Analysen eine große Rolle. Es zeigt sich aber, daß diese Neuregelungen Probleme aufwerfen, die wohl bei der Änderung der Mutterschaftsrichtlinien nicht ausreichend bedacht wurden. Auf diese Probleme wird in dem vorliegenden Buch eingegangen.

Erkrankungen, bei denen zunächst nicht unbedingt an den Einsatz von Immunglobulinen gedacht wurde, so z.B. bei habituellen Aborten, bedürfen einer Neuüberdenkung.

Da Immunglobuline teuere Medikamente sind, muß ihr Einsatz genau überdacht und gezielt vorgenommen werden.

Der Firma Immuno GmbH ist zu danken für die freundliche Unterstützung des Symposiums.

Prof. Dr. med. Dr. h. c. G. Bastert

Inhaltsverzeichnis

Mitarbeiterverzeichnis

GERHARD, I.
Abteilung für gynäkologische Endokrinologie
und Fertilitätsstörungen der Universitäts-Frauenklinik
Heidelberg, Voßstraße 9, 6900 Heidelberg

GRISCHKE, E.-M.
Universitäts-Frauenklinik, Voßstraße 9, 6900 Heidelberg

HETTENBACH, A.
Universitäts-Frauenklinik, Oscar-Orth-Straße,
6650 Homburg

v. HOLST, TH.
Abteilung für gynäkologische Endokrinologie und
Fertilitätsstörungen der Universitäts-Frauenklink
Heidelberg, Voßstraße 9, 6900 Heidelberg

KLEINE, W.
Universitäts-Frauenklinik, Klinikum
der Albert-Ludwigs-Universität, Hugstetter Straße 55,
7800 Freiburg

LATTERMANN, U.
Universitäts-Frauenklinik, Klinikum
der Albert-Ludwigs-Universität, Hugstetter Straße 55,
7800 Freiburg

MAAS, D.H.A.
Gynäkologisch-geburtshilfliche Abteilung
des Kreiskrankenhauses Schwäbisch Gmünd,
Wetzgauer Straße 85, 7075 Mutlangen

RUNNEBAUM, B.
Abteilung für gynäkologische Endokrinologie und
Fertilitätsstörungen der Universitäts-Frauenklinik
Heidelberg, Voßstraße 9, 6900 Heidelberg

THALER, CH. J.
Frauenklinik im Klinikum Großhadern,
Ludwig-Maximilians-Universität, Marchioninistraße 15,
8000 München 70

Prophylaxe der Rhesussensibilisierung und ihre Kontrolle

D.H.A. Maas

Die 1963 in Freiburg von Schneider erstmals in Deutschland durchgeführte postpartale Anti-D-Prophylaxe verhindert in ca. 90 % der Fälle die Bildung spezifischer Rhesus-Antikörper bei rhesus-negativen Frauen nach der Geburt eines rhesus-positiven Kindes [22]. Entsprechend sollen alle rhesus-negativen Patientinnen nach vorzeitiger Beendigung der Schwangerschaft, z.B. durch Spontanabort, Interruptio oder Eileiterschwangerschaft, sowie nach Eingriffen während der Schwangerschaft, wie z.B. Chorionzottenbiopsie oder Amniozentese, ebenfalls Anti-D-Immunglobulin erhalten [17].

Trotz dieser umfassenden Anwendung der Rhesus-Prophylaxe kommt es also immer noch nach ca. 10 % der Schwangerschaften mit einer entsprechenden Blutgruppenkonstellation zu einer Antikörperbildung im Rhesussystem. Neben organisatorischen Mängeln bei der Verabreichung des Anti-D stellen echte Versager solche Fälle dar, bei denen sich bereits im Verlaufe der Schwangerschaft oder trotz der Standarddosis von 300 µg unter der Geburt eine Sensibilisierung ereignet; d.h. die Anti-D-Injektion kommt entweder zu spät oder ist zu gering dosiert.

Versager infolge einer Sensibilisierung während der Schwangerschaft

Feto-maternale Transfusionen können sich während der gesamten Schwangerschaft ereignen; in größeren Volumina treten sie bevorzugt gegen Ende der Schwangerschaft auf. Dabei kommt es zu einem Kontakt der fetalen Erythrozyten mit dem mütterlichen Immunsystem; wobei häufig die Antikörper bis zum Zeitpunkt der Entbindung noch nicht nachweisbar sind. In

1

diesen Fällen kann die postpartale Anti-D-Prophylaxe keinen Schutzeffekt mehr ausüben, da sie zu spät erfolgt.

Daß die Entwicklung einer Rhesus-Sensibilisierung bereits im Verlaufe einer ersten Schwangerschaft einer rhesus-negativen Frau mit einem rhesus-positiven Kind von wesentlicher klinischer Bedeutung ist, wird deutlich durch die Ergebnisse der Studien von Clarke et al. (1979, 1985), die im Gebiet von England und Wales retrospektiv Krankenunterlagen von perinatalen Todesfällen im Zusammenhang mit einer Rhesus-Erythroblastose analysiert hatten. Dabei konnten sie zeigen, daß die mütterliche Antikörperbildung immer häufiger – 1977 nur in 15 %, 1983 aber bereits in ca. 50 % der Fälle – auf einer Sensibilisierung während der Schwangerschaft beruht [7, 8].

Aufgrund entsprechender theoretischer Überlegungen hatte Bowman in Kanada bereits 1967 mit Studien zur vorgezogenen Anti-D-Prophylaxe in der 28. und bei einem Teil der Frauen auch in der 34. Schwangerschaftswoche (antenatale Prophylaxe) begonnen. Die Zusammenfassung seiner Daten von ca. 10 000 Schwangerschaften zeigt eine Versagerquote von 1,8 % Sensibilisierungen nach alleiniger postpartaler Anti-D-Gabe. Die kombinierte ante- und postpartale Prophylaxe senkt dagegen die Sensibilisierungsrate auf 0,08 % (Tabelle 1) [4].

Diese Methode der erweiterten Rhesus-Prophylaxe führt zu einem gesteigerten Anti-D-Verbrauch und damit auch zu wesentlich höheren Kosten. Um diese Verteuerung zu vermeiden, untersuchten Tovey et al. (1983) die Wirksamkeit einer antenatalen Behandlung mit der Gabe von jeweils 100 ug Anti-D in der 28. und 34. Schwangerschaftswoche sowie postpartal. Trotz einer solchen Dosisreduzierung konnte die Sensibilisierungsrate nach der ersten Schwangerschaft von 0,9 % auf 0,16 % und während einer nachfolgenden inkompatiblen Schwangerschaft von 1,4 % auf 0,6 % gesenkt werden (Tabelle 1) [24].

Bei einer weiteren Studie zur antenatalen Prophylaxe von Hermann et al. (1984) erfolgte die Gabe einer Standarddosis Anti-D von 300 ug in der 32.–34. Schwangerschaftswoche. Auch dabei ergab sich eine Verminderung der Sensibilisierungsrate von 1,6 % auf 0,37 %. (Tabelle 1) [11].

Der Schutzeffekt der postpartalen Anti-D-Gabe beträgt ca. 90 %. Die Zusammenfassung der Studien von Bowman et al.,

Tabelle 1. Die Ergebnisse der verschiedenen Studien zur antenatalen Rhesus-Prophylaxe von Bowman aus Kanada [4], von Tovey u. Mitarb. aus England [24] und Hermann u. Mitarb. aus Schweden [11]

Bowman (Kanada)	Sensibilisierungsrate	
Postpartale Prophylaxe (1967–1974)	62/3533 = 1,8 %	
Ante- + Postpartale Prophylaxe (1968–1981)	5/6296 = 0,08 %	

Tovey u. Mitarb. (England)	Sensibilisierungsrate nach 1. Schwangerschaft/2. Schwangerschaft	
postpartal 300 ug	18/2000 = 0,9 %	11/ 729 = 1,4 %
28./34. SSW + postpartal je 100 ug	2/1238 = 0,16 %	2/ 325 = 0,6 %

Hermann u. Mitarb. (Schweden)	Sensibilisierungsrate
postpartale Prophylaxe	10/ 645 = 1,6 %
ante- + postpartale Prophylaxe	2/ 529 = 0,37 %

Zusammenfassung	Sensibilisierungsrate
postpartale Prophylaxe	73/5413 = 1,34 %
ante- + postpartale Prophylaxe	9/8063 = 0,11 %

Tovey et al. und Hermann et al. zeigt, daß die zusätzliche Gabe von Anti-D während der Schwangerschaft die Versagerquote der postpartalen Prophylaxe von 1,34 % auf 0,11 % – also wiederum um ca. 90 % – senken kann. Damit wird der Schutzeffekt auf 99 % gesteigert (Tabelle 1).

Bei einer durchschnittlichen Rate von ca. 600 000 Geburten/Jahr in Westdeutschland (1988) und einem natürlichen Sensibilisierungsrisiko von 8 % droht ohne Prophylaxe bei ca. 48 000

Frauen pro Jahr eine Antikörperbildung im Rhesussystem. Eine postpartale Anti-D-Gabe reduziert das Risiko um 90 % auf ca. 4800 Frauen pro Jahr. Die kombinierte ante- und postnatale Prophylaxe vermindert die Sensibilisierungsgefahr um insgesamt 99 % auf 480 Fälle [18].

Nur ca. 5 % aller rhesus-sensibilisierten Frauen gebären ein schwer an Erythroblastose erkranktes Kind, das eine perinatale Intensiv-Behandlung mit intrauterinen Transfusionen, Austauschtransfusionen und Fototherapie benötigt [10]. Aufgrund der Anti-D-Injektionen reduziert sich die Häufigkeit der schweren kindlichen Erkrankungen von 2400 Fällen pro Jahr ohne Prophylaxe auf 240 Kinder nach alleiniger postpartaler Prophylaxe und auf nur 24 Kinder bei kombinierter ante- und postpartaler Prophylaxe.

Solche geringen Fallzahlen erklären, warum für viele Frauenärzte die Rhesus-Sensibilisierung im Rahmen des täglichen Krankengutes selten geworden ist. Da aber andererseits 1988 an deutschen Universitäts-Frauenkliniken immerhin noch mehr als 300 intrauterine Transfusionen durchgeführt werden mußten, liegt offensichtlich eine entsprechende Zahl von schwer erkrankten Kindern vor [18].

Der Preis einer Anti-D-Injektion beträgt – ambulant verabreicht – ca. DM 130. Somit belaufen sich die Gesamtkosten einer generellen antenatalen Prophylaxe in Westdeutschland bei 600 000 Geburten und 18 % rhesus-negativer Frauen auf ca. DM 14 Mill. Demgegenüber steht ein Schutzeffekt bei 216 Kindern, so daß der Einsatz der antenatalen Rhesusprophylaxe gerechtfertigt erscheint, sobald die durchschnittlichen Behandlungskosten von Mutter und Kind während der Schwangerschaft bzw. nach der Geburt den Betrag von DM 65 000 pro Fall überschreiten.

Da solche Summen aber nicht exakt genug abzuschätzen sind, könnte man für eine Kosten-Nutzen-Abwägung auch die Leistungen von DM 500 000 bis 1 Mill. heranziehen, die derzeit von den deutschen Gerichten als Unterhalt für ein geschädigtes Kind bis zum 20. Lebensjahr zuerkannt werden. In diesem Sinne entsprechen die Kosten der antenatalen Prophylaxe in Westdeutschland von ca. 14 Mill. DM dem Unterhalt von 14 bis 28 Kindern.

Neben den finanziellen Problemen blieb bisher völlig unberücksichtigt das menschliche Leid der in Sorge um die Entwicklung des Kindes bekümmerten Eltern und die körperliche Belastung der Schwangeren, die sich bei einer Rhesus-Erythroblastose vermehrten Untersuchungen und Eingriffen, wie Amniozentesen, intrauterinen Transfusionen und Frühentbindungen z. B. durch Kaiserschnitt, unterziehen muß.

Dabei hatten die neuentwickelten Methoden der Fetoskopie, Cordozentese und der intracardialen Punktion unter Ultraschallsicht zunächst zu einer Vereinfachung bei der Überwachung und Behandlung einer fetalen Erythroblastose geführt. Es erschien, daß die Überlebenschancen solcher Kinder gesteigert und die Therapiekosten gesenkt werden könnten. Neuere Beobachtungen haben aber gezeigt, daß diese invasiven Maßnahmen – insbesondere die unmittelbare Punktion des kindlichen Gefäßsystems – eine massive Boosterung der mütterlichen Antikörperbildung und damit klinisch wesentlich schwerere Verläufe zur Folge haben [5]. Außerdem kommt es nach intrauterinen Transfusionen häufig zur gleichzeitigen Sensibilisierung gegenüber anderen Blutgruppenantigenen [12].

Es gilt daher weiterhin, daß die Verhinderung jeglicher Antikörperbildung das Ziel ärztlicher Maßnahmen sein sollte. Entsprechend wurde die antenatale Rhesus-Prophylaxe als Standarddosis von 300 µg Anti-D zwischen der 28. und 30. Schwangerschaftswoche an alle rhesus-negativen Frauen verabreicht von den Kostenträgern als wirtschaftlich sinnvoll angesehen und in den Mutterschaftsrichtlinien verankert.

Diese Anti-D-Injektionen führen allerdings vorübergehend zu einem positiven Antikörpernachweis im Serum der Mutter. Wegen der geringen Dosis ist aber eine Gefährdung des Feten ausgeschlossen. Es kommt lediglich in einigen Fällen zu einem positiven direkten Coombstest bei den Neugeborenen ohne Zeichen einer verstärkten Hyperbilirubinämie. Die antenatale Anti-D-Gabe sollte sorgfältig im Mutterpaß dokumentiert werden, da dies für später erfolgende Blutgruppenbestimmungen oder Kreuzproben von wesentlicher Bedeutung sein kann. In seltenen Fällen bereitet der positive Antikörpersuchtest nach antenataler Prophylaxe Schwierigkeiten bei der Differentialdiagnose eines Hydrops fetalis. Da aber nach eigenen Erfahrungen der iatrogene Anti-D-Titer nicht über 1:16 ansteigt, werden wiederholte Antikörperkontrollen umgehend zu einer Klärung führen.

Versager infolge einer Unterdosierung der postpartalen Anti-D-Prophylaxe

Neben Sensibilisierungen während der Schwangerschaft kommt es auch gelegentlich zu Versagern der Rhesusprophylaxe, weil die postpartal verabreichte Anti-D-Dosis gegenüber dem in die Mutter eingeschwemmten kindlichen Blutvolumen zu gering ist. Ursprünglich hatte man als Kompromiß zwischen einem höchstmöglichen Schutz für die rhesus-negative Mutter und einer wirtschaftlichen Vertretbarkeit der durch die Anti-D-Gabe entstehenden Kosten eine Standarddosis von 300 µg (250–330 µg) festgelegt. Diese Dosis ist ausreichend für die immunologische Abschirmung von ca. 25–30 ml kindlichen Blutes. Feto-maternale Transfusionen von mehr als 25 ml treten aber nur in ca. 1–4 % aller Schwangerschaften auf und ereignen sich fast ausschließlich unter der Geburt [4, 21]. Daneben können allerdings bei Kaiserschnitten fetale Erythrozyten in die Bauchhöhle der Mutter gelangen, von wo sie über den Ductus thoracicus in den mütterlichen Kreislauf übertreten. [2, 20,]. Diese sog. „Späteinschwemmungen" führen zu einem verzögeten Auftreten der Hb-F-Zellen im mütterlichen Blut innerhalb der ersten Woche nach der Entbindung.

Zur Vermeidung der Versager infolge einer feto-maternalen Makrotransfusion wird empfohlen routinemäßig eine Hb-F-Zell-Zählung im mütterlichen Blut durchzuführen [17, 19]. Dies stellt allerdings eine technisch und personell relativ aufwendige Methode dar [13, 15]. Die Hb-F-Zell-Bestimmung kann außerdem innerhalb der ersten Tage nach der Entbindung ein falsch negatives Ergebnis liefern, wenn es sich um das seltene Ereignis einer Späteinschwemmung handelt.

Als Alternative wird der Nachweis freier D-Antikörper im mütterlichen Serum empfohlen [3, 6, 14, 19]. Dabei geht man von der Vorstellung aus, daß die injizierten D-Antikörper sofort umfassend an im mütterlichen Kreislauf vorhandene fetale rhesus-positive Erythrozyten gebunden werden. Bei negativem Antikörpertest wird angenommen, daß die offensichtlich in größerem Maße in die Mutter übergetretenen kindlichen Blutkörperchen bereits alle D-Antikörper abgebunden haben. Damit erscheint es dringend empfehlenswert weiteres Anti-D nachzuinjizieren, um einen entsprechenden Antikörperüberschuß zu erzielen.

Die Kontrolle einer ausreichenden Anti-D-Dosierung erfordert den Einsatz eines sensitiven Antikörpertestes. Als geeignete Methode, die in jedem Labor routinemäßig ausführbar ist, gilt der indirekte Coombs-Test in verschiedene Modifikationen [1, 9]. Allerdings fehlen in der Literatur klare Angaben, wann die injizierten D-Antikörper nach der postpartalen Prophylaxe im mütterlichen Serum nachweisbar werden, und ob diese Methode in ihrem Aussagewert mit der Hb-F-Zell-Zählung bezüglich einer eventuellen Unterdosierung des Immunglobulin Anti-D vergleichbar ist.

Im Rahmen einer eigenen Untersuchungsreihe unter Anwendung des Standard-Albumin-Coombstestes und des LISS-Coombstestes ergab sich ein positiver Antikörpernachweis innerhalb der ersten drei Tage nach der postpartalen Anti-D-Prophylaxe in nur 50 % (33/66) der Fälle. Dabei fiel der Antikörpertest am Tag 1 nach der Anti-D-Injektion in 70,3 % der Fälle, am Tag 2 in 44,4 % und am Tag 3 in 28,5 % negativ aus (Tabelle 2) [16].

Eine feto-maternale Makrotransfusion konnte durch Bestimmung der Hb-F-Zell-Konzentrationen im peripheren Blut bei den Wöchnerinnen ausgeschlossen werden. Lediglich bei einer Frau fand sich nach einer komplikationslosen Spontangeburt eine Einschwemmung von ca. 6 ml fetalen Blutes.

Tabelle 2. Anteil negativer und positiver Antikörpersuchteste (Albumin-Coombstest, LISS-Coombstest-*) in den ersten Tagen nach postpartaler Rhesusprophylaxe [16]

	Tag nach Anti-D-Injektion					
	1	2	3	4	5	6
Suchtest negativ	19	8	6	3	0	1
positiv	8	10	15	11	0	6

Ähnliche Ergebnisse wurden bisher nur von Pflugshaupt und Mitarbeitern 1976 berichtet, die unter Verwendung von Papain-vorbehandelten Testerythrozyten 48 Stunden nach intramuskulärer Gabe von 300 µg Anti-D in 10 % der Serumproben und nach 72 Stunden in 5 % der Proben ein negatives Ergebnis sahen [19].

Eine wirksame Rhesus-Prophylaxe sollte innerhalb von 72 Stunden nach der Entbindung verabreicht werden, um die fetalen Erythrozyten frühzeitig aus der mütterlichen Zirkulation zu eliminieren, bevor sie in Kontakt mit dem Immunsystem treten konnten [17]. Entsprechend muß innerhalb dieses Zeitraumes die Information vorliegen, ob eine feto-maternale Makrotransfusion vorgelegen hatte und ob deshalb eine erhöhte Anti-D-Dosis erforderlich ist. Aufgrund der Antikörperbestimmungen im Rahmen unserer Studie hätte auch noch am dritten Tag nach der ersten postpartalen Anti-D-Gabe bei ca. einem Viertel der Wöchnerinnen eine zweite Injektion folgen müssen, da wegen des negativen Antikörpersuchtestes eine Unterdosierung des Immunglobulin befürchtet werden mußte. Dagegen konnte durch die Zählung der Hb-F-Zellen im mütterlichen Blutausstrich innerhalb von 24 Stunden nach der Geburt eine Makrotransfusion bei allen Wöchnerinnen ausgeschlossen werden [16]. Dies entspricht der Erfahrung, daß solche auch höchstens in ca. 1–4 % der Schwangerschaften auftreten [21].

In diesem Sinne kann die Kontrolle des Antikörpertiters zur Überprüfung einer ausreichenden Dosierung des Immunglobulins Anti-D nach postpartaler Rhesus-Prophylaxe mittels des indirekten Coombstestes nicht als alleinige Methode empfohlen werden. Eine optimale Überwachung im Hinblick auf ein erhöhtes Sensibilisierungsrisiko infolge einer feto-maternalen Makrotransfusion sollte die Bestimmung der fetalen Erythrozyten im mütterlichen Blutausstrich einschließen.

Literatur

1. Arndt-Hanser A (1987) Coombs-Fibel – Der Antihumanglobulintest (Coombstest). BIOTEST-Mitteilungen, Sonderheft 3, 5. Auflage
2. Bartsch FK (1972) Fetale Erythrozyten im mütterlichen Blut und Immunprophylaxe der Rh-Immunisieurng. Acta obstet. gynec. scand. Suppl. 20 1–128
3. Börner P, Deicher H, Bähr I, Chelius HH, Ghani G, Geldmacher H, Henke IW, Kindermann L, Marks V (1976) Prophylaxe der Rhesus-Sensibilisierung durch intravenöse Gabe von Immunglobulin G Anti-D. III: Grenzen des durch Anpassung der Immunglobulindosierung an das Ausmaß der fetomaternalen Transfusion erreichbaren prophylaktischen Schutzes. Geburtsh. u. Frauenheilk. 36: 485–492
4. Bowman JM (1985) Controversis in Rh prophylaxis: Who needs Rh immunoglobulin and when should it be given? Am J Obstet Gynec 151: 289–294
5. Bowell PJ, Selinger M, Ferguson J, Giles J, MacKenzie IZ (1988) Antenatal fetal blood sampling for the management of alloimmunized pregnancies: effect upon maternal anti-D potency levels. Brit J Obstet Gynaecol 95: 759–764
6. Bundesärztekammer: Richtlinien zur Blutgruppenbestimmung und Bluttransfusion – Neufassung 1987. Deutscher Ärzteverlag 1988
7. Clarke CA, Mollison PL, Whitfield AGW (1985) Deaths form rhesus haemolytic disease in England and Wales in 1982 and 1983. Brit Med J 291: 17–19
8. Clarke CA, Whitfied AGW (1979) Deaths from rhesus haemolytic disease in England and Wales in 1977: accuracy of records and assessment of anti-D prophylaxis. Brit Med J 1: 1665–1669
9. Coombs RRA, Mourant AE, Race RR (1945) Detection of weak and „imcomplete" Rh agglutinins: a new test. Lancet ii 15–16
10. Fischer K (1971) Morbus haemolyticus neonatorum. In: Opitz H u. Schmid F. Handbuch der Kinderheilkunde, Bd. I, Teil 2, Springer Verlag, Berlin/Heidelberg/New York, p. 485
11. Hermann M, Kjellman H, Ljunggren C (1984) Antenatal prophylaxis of Rh immunization with 250 ug anti-D immunoglobulin. Acta obstet gynecol Scand Suppl 124
12. Hoch J, Giers G, Bald R, Hanfland P (1991) Spezifität und Häufigkeit erythrozytärer Antikörper bei Schwangeren mit intrauterinen Transfusionen infolge fetaler Erythroblastose. Joint congress ESFH/DGTI, Würzburg, 8.–14. 9. 1991
13. Kleihauer E, Braun H, Betke K (1957) Demonstration von fetalem Hämoglobin in den Erythrozyten eines Blutausstriches. Klin Wschr 35: 637–638
14. Lahmann N, Brandstätten W (1978) Externe Qualitätskontrolle zum Anti-D-Nachweis im Rahmen der Rh-Immunprophylaxe. Zbl Gynäkol 100: 208–210

15. Lorbeer H, Schneider J (1965) Der quantitative Nachweis von Hb-F-Zellen in einem Blutausstrich. Ärztl Lab 11: 313–319
16. Maas DHA, Bader W, Holle W, Sasse U (1990) Anit-D-Titerkontrolle nach postpartaler Rhesusprophylaxe. Frauenarzt 31: 745–752
17. Maas DHA, Schneider J (1981) Rhesus-Erythroblastose und Anti-D-Prophylaxe. In: Käser O, Friedberg V (Hrsg). Gynäkologie und Geburtshilfe Band II/1 Schwangerschaft und Geburt 1
18. Maas DHA, Ünlü C, Schneider J (1991) Bedeutung der antenatalen Rhesusprophylaxe. gynäkol prax 15: 35–40
19. Pflugshaupt R, Eggimann UH, Gerber H (1976) Impfkontrolle nach Anti-D-Prophylaxe. XVII. Kongreß der Deutschen Gesellschaft für Bluttransfusion udn Immunhämatologie, Frankfurt/M
20. Radzuweit H, Opitz Ch, Brockmann J (1971) Hb-F-Zellen-Einschwemmungen in Abhängigkeit von der Geburtsleitung. Zbl Gynäkol 93: 1279–1282
21. Schneider J, Bartsch FK (1973) Ursachen für Mißerfolge der Anti-D-Prophylaxe post partum. I. Teil: Technische Fehler und fetommaternael Transfusion. Geburtsh. u. Frauenheilk, 33: 798–805
22. Schneider J, Brinkmann SJ, Jesdinsky HJ, Schellong G, Welsch H (1973) Forschungsbericht Rhesusfaktor negativ. Zur Prophylaxe der Rhesus-Sensibilisierung mit Anti-D, Gemeinschaftsstudie 1965–1970. Verlag H. Boldt, Boppard
23. Steffen U, Husstedt WD, Meyenberg H (1970) Fetomaternale Mikrotransfusion bei unterschiedlichem Geburtsverlauf. Med Klin 65: 1967–1969
24. Tovey LAD, Stevenson BJ, Townley A, Taverner J (1983) The Yorkshire antenatal anti-D immunoglobulin tria in primigravidae. Lancet ii 244–246

Schwangerschaft und Geburt bei idiopathischer thrombozytopenischer Purpura

W. KLEINE

Einleitung

Die idiopathische thrombozytopenische Purpura (ITP, Morbus Werlhof) ist eine chronische, zum Teil in Schüben verlaufende erworbene Thrombozytopenie, die durch Autoantikörper (7S-IgG-Globuline) verursacht wird. Das klinische Bild der durch den Thrombozytenmangel verursachten hämorrhagischen Diathese ist sehr variabel. Der Altersgipfel der haemorrhagischen Diathese ist sehr variabel. Der Altersgipfel dieser Erkrankung liegt im führen Erwachsenenalter, wobei Frauen dreifach häufiger betroffen sind als Männer [17]. Die Bevorzugung des weiblichen Geschlechts führt dazu, daß der Geburtshelfer gelegentlich mit einer Patientin konfrontiert werden kann, die in der Anamnese eine ITP aufweist oder bei der sich diese Erkrankung in der Schwangerschaft zum erstenmal manifestiert hat. Das klinische Bild ist geprägt von plötzlich auftretenden Petechien und Schleimhautblutungen vor allem an den distalen Extremitäten. Auch Nasenbluten wird häufig beobachtet, während Blutungen in die Gelenke, Retinablutungen und intrakranielle Blutungen selten sind. Eine Splenomegalie findet sich in 10 % und spricht für eine chronische, symptomatische Form der Thrombozytopenie.

Die Diagnose wird anhand der erniedrigten Thrombozytenwerte gestellt ($< 150 \times 10^9$/l). Die Blutungszeit ist mit mehr als 20 Minuten verlängert [2]. In einer Übersichtsarbeit unterscheidet Sacher [18] eine leichte Form der ITP ($150–100 \times 10^9$/l) von einer mittelschweren Form ($100–50 \times 10^9$/l) und einer schweren Form ($< 50 \times 10^9$/l). Für die Diagnose einer ITP entscheidend ist der Nachweis freier oder an Thrombozyten gebundener Autoantikörper [4, 10]. Die Lebenszeit der Thrombozyten ist verkürzt und

11

führt zu einer erhöhten Megakaryozytenzahl im Knochen-markspunktat.

Differentialdiagnostisch sollten eine akute postinfektiöse Thrombozytopenie wie auch alle symptomatischen Thrombozy-topenien wie zum Beispiel beim Lupus erythematodes, Sarko-idose, Leukosen ausgeschlossen werden. In der Geburtshilfe ist hier vor allem die schwere Gestose mit einem HELLP-Syndrom zu berücksichtigen [3].

Bei der Therapie einer symptomatischen ITP hat sich ein stufenweises Vorgehen bewährt, welches das Alter der Patientin und Begleiterkrankungen berücksichtigt. Als Mittel der ersten Wahl gilt Cortison, das in einer Dosis von 1 mg/kg Körperge-wicht/Tag über 3 Wochen verabreicht und anschließend langsam reduziert wird. Ein passagerer Anstieg der Thrombozyten kann auch durch intravenöse Gabe von Immunglobulinen (0,4 g/kg Körpergewicht) erreicht werden. Darüber hinaus werden bei chronischer Manifestation die Splenektomie, eine Immunsup-pression mit Zytostatika oder eine Hämodialyse zur Selektion der Antikörper durchgeführt. Der klinische Verlauf der ITP wird generell als günstig bezeichnet, denn 10 bis 20 % der Patienten weisen eine Spontanremission auf, die Mortalität wird mit 4 % angegeben [17]. Eine prophylaktische Therapie bei erniedrigten Thrombozytenwerten ohne klinischen Hinweis für eine hämo-rrhagische Diathese ist umstritten.

Eine schwangere Patientin mit einer ITP stellt den Geburts-helfer vor verschiedene Fragen:
1. Welchen Einfluß hat die ITP auf den Verlauf der Gravidität und umgekehrt?
2. Welche Korrelation besteht zwischen mütterlicher und fetaler Thrombozytenzahl und ist sie durch die Therapie der Mutter zu beeinflussen?
3. Wie sollte die Geburt geleitet werden, um stärkere Blutungen bei der Mutter und bei dem Neugeborenen – hier v.a. intrazerebral – zu vermeiden?

Eigene Erfahrungen

In den Jahren 1969 bis 1991 wurden an der Universitäts-Frauenklinik Freiburg bei 20 Patienten mit bekannter ITP 23 Geburten beobachtet. Dies entspricht bei etwa 38.000 Geburten in diesem Zeitraum einer Häufigkeit von 0,6‰. Drei Patientinnen hatten jeweils zwei Kinder geboren. Bei zwölf Patientinnen war die ITP vor der Gravidität bekannt – vier von ihnen waren splenektomiert – und bei acht Patientinnen ist die Erkrankung in der Gravidität, zum Teil erst kurz vor der Entbindung diagnostiziert worden. Ein Kind wurde in der 28. SSW und ein weiteres Kind in der 36. SSW geboren, während die übrigen Schwangerschaften am Termin endeten. Hinweise für eine erhöhte Frühgeburtenrate ergaben sich in diesem Kollektiv nicht.

Während etwa ein Drittel der Patientinnen in der Schwangerschaft wegen der ITP keine spezifische Therapie erhielten, wurden die übrigen mit Kortikosteroiden, Thrombozytenpräparaten oder Immunglobulinen behandelt. Die Therapie erfolgte teils wegen klinisch manifester Blutungssymptomatik, teils aus prophylaktischen Erwägungen, um bei einer asymptomatischen Patientin die mütterliche und möglicherweise auch die fetale Thrombozytenzahl zu erhöhen. Wie im Rahmen einer Sammelstatistik nicht anders zu erwarten ist, haben sich die Vorstellungen über die Behandlungsbefürftigkeit der ITP in den vergangenen zwanzig Jahren geändert.

Die Geburtsleitung war in 14 Fällen vaginal, in 9 Fällen wurde ein Kaiserschnitt durchgeführt. Die Indikation zur Schnittentbindung war vorwiegend eine geburtshilfliche, zum Teil erfolgte sie bei nachgewiesenen oder vermuteten erniedrigten fetalen Thrombozyten aus prophylaktischen Gesichtspunkten (verglei-

Tabelle 1. ITP und Schwangerschaft

Mütterliche Thrombozyten ante partum	$(\times 10^9/l)$	Geburtsmodus vaginal	Sectio
< 50	n = 9	4	5
50–100	n = 7	4	3
> 100	n = 7	6	1

che Tabelle 1). Eine mütterliche Morbidität wurde bei allen 23 Geburten nicht beobachtet. Von den 23 Kindern verstarb ein Kind als Frühgeburt in der 28. SSW mit multiplen großflächigen Hämatomen. Drei weitere Kinder hatten vorübergehend Petechien ohne manifeste Spätschäden. Eine Korrelation zwischen der mütterlichen Thrombozytenzahl vor der Geburt und der kindlichen Thrombozytenzahl nach der Geburt ließ sich nicht sichern. Die Tabelle 2 zeigt, daß von neun Müttern mit stark erniedrigten Thrombozyten nur zwei Kinder Thrombozytenzahlen von $< 50 \times 10^9$/l aufwiesen. Unter der Geburt wurde bei sechs Müttern eine Mikroblutuntersuchung zur Bestimmung der fetalen Thrombozyten durchgeführt. Die hier gewonnenen Werte stimmten mit den postpartalen Kontrollen weitgehend überein, so daß diese Methode zur fetalen Thrombozytenbestimmung unter der Geburt praktikabel erscheint. Über den Einfluß der antepartalen Therapie der Mutter auf die kindlichen Thrombozyten können wir keine Aussage machen, denn die hierfür erforderliche Chordozentese war in früheren Zeiten nicht möglich und erscheint heute bei der insgesamt günstigen Prognose der ITP nicht gerechtfertigt.

Kasuistisch ist anzumerken, daß bei einer Patientin die Thrombozyten durch intravenöse Gabe von Immunglobulinen in hoher Dosis zu einem Anstieg der mütterlichen Thrombozyten von 46×10^9/l auf 242×10^9/l führte, während die kindlichen Thrombozyten unmittelbar postpartal bei 90×10^9/l lagen.

Eine detailliertere Darstellung der meisten von uns beobachteten Fälle liegt bereits vor [14].

Tabelle 2. ITP und Schwangerschaft

Mütterliche Thrombozyten ante partum ($\times 10^9$/l)		Kindliche Thrombozyten post partum ($\times 10^9$/l)		
	n	< 50	50–100	> 100
< 50	9	2	1	6
50–100	7	2	–	5
> 100	7	1	1	3*

* Kindliche Thrombozyten in 2 Fällen nicht bestimmt

14

Therapeutische Maßnahmen während der Schwangerschaft

Lavery et al. beschrieben eine Exazerbation der ITP während der Gravidität in 30–50 % [16]. Demgegenüber vertreten Sacher und andere Autoren die Ansicht, daß durch eine Schwangerschaft *keine* Verschlechterung dieser in Schüben auftretenden Erkrankung eintritt [5, 14, 19]. Auch die Erstmanifestation in der Schwangerschaft gilt als ein zufälliges Ereignis und nicht durch die Schwangerschaft verursacht. Der mögliche Einfluß der ITP auf die Gravidität äußert sich mit einer erhöhten Abortrate, die von verschiedenen Autoren mit 11–30 % angegeben wird [7, 13]. Aufgrund unserer Beobachtungen scheint die Abortrate und Frühgeburtenrate bei Patientinnen mit ITP nicht erhöht. Allerdings wird es schwierig sein, bei diesem seltenen Krankheitsbild und den verschiedenen Einflüssen, die zu einem Abort führen können, gesichertes Zahlenmaterial vorzulegen.

Eine klinisch manifeste hämorrhagische Diathese wird entsprechend dem stufenweisen Konzept behandelt. Als Mittel der ersten Wahl gelten die Glukokortikoide (z.B. 1 mg Prednisolon/kg Körpergewicht). Je nach Therapieeffekt kann diese Dosis dann auf eine Erhaltungsdosis reduziert werden [15, 17]. Mit gutem Erfolg können auch Gammaglobuline intravenös verabreicht werden (z.B. 0,4 g/kg Körpergewicht). Gammaglobuline binden die zirkulierenden Antikörper und verdrängen sie von der Plättchenoberfläche [9, 16]. Beide Maßnahmen führen in der Regel zum Erfolg. Die bei der chronischen Form der ITP empfohlenen Maßnahmen wie Splenektomie oder die Gabe von Immunsuppressiva sollten in der Schwangerschaft aus verständlichen Gründen nicht zur Anwendung kommen.

Problematisch ist die Therapie der asymptomatischen Patientin mit niedriger Thrombozytenzahl. Denn man muß sich vor Augen halten, daß die mütterlichen Thrombozytenzahlen durch Cortison oderGammaglobuline erhöht werden, der Einfluß auf die fetalen Thrombozytenzahlen aber unsicher ist [12, 15]. Es wird allerdings empfohlen, auch bei asymptomatischen Patientinnen zum zu erwartenden Geburtszeitpunkt die Thrombozyten auf einen Wert $> 50 \times 10^9/l$ anzuheben [18, 20, 23].

Geburtsleitung

In ältern Publikationen wird die mütterliche Mortalität bei schwerer ITP mit bis zu 5,5 % angegeben. Allerdings ist anzumerken, daß seit 1950 kein mütterlicher Todesfall mehr beschrieben ist [7]. Die durch die hämorrhagische Diathese bedingte Morbidität der Mutter wird mit 5 %–26 % angegeben [13]. Diese Zahl erscheint vor dem Hintergrund unserer eigenen Beobachtungen relativ hoch und kann durch eine effektivere Therapie in neuerer Zeit wohl als niedriger angesetzt werden.

Die Angaben über die kindliche Mortalität reichen von 0 %–20 % [7, 12, 16, 24]. Der von uns beobachtete perinatale Todesfall – allerdings in der 28. SSW – entspricht einer Häufigkeit von 4,3 %. Karpatkin et al. (1981) geben eine bereinigte Mortalität, ausgelöst durch die Blutungsneigung, mit 7 % an. Allerdings fehlen auch hier Angaben zum Schwangerschaftsalter. Da mit zerebralen Blutungen allein aufgrund der Frühgeburtlichkeit zu rechnen ist, muß dies bei der Bewertung von Sammelstatistiken berücksichtigt werden. Die kindliche Morbidität wird in den letzten Jahren ebenfalls günstiger beurteilt. So berichten Burrows und Kelton über 61 Neugeborene ohne hämorrhagisch bedingte Morbidität. Lediglich in 4,9 % seien Thrombozytenwerte $< 50 \times 20^9$(l beobachtet worden [5].

Um die fetale Thrombozytenzahl und das mögliche Blutungsrisiko beurteilen zu können, gibt es unterschiedliche Bemühungen. So wurde versucht, die Höhe des Antikörperspiegels der Mutter mit der fetalen Thrombozytenzahl zu korrelieren. Diese Untersuchungen ergaben langfristig keine überzeugenden Resultate, so daß sich diese Methode nicht durchsetzen konnte [13, 20]. Ayromlooi nahm erstmals 1978 die Mikroblutuntersuchung unter der Geburt zur Bestimmung der fetalen Thrombozyten zuhilfe [1]. Die Mikroblutuntersuchung zur Bestimmung der fetalen Thrombozyten hat sich in den folgenden Jahren durchgesetzt [8, 14]. Da dieses Verfahren nur während der Geburt durchgeführt werden kann, favorisieren Kaplan et al. eine pränatale Diagnostik mit Hilfe der perkutanen Nabelschnurpunktion. Sie berichten über 64 erfolgreiche Punktionen und finden in einem Fall eine schwere fetale Thrombozytopenie [11]. Die transkutane Nabelschnurpunktion zur fetalen Thrombozytenbestimmung bei der ITP wird von zahlreichen Autoren scharf kritisiert, da das Risiko der Untersuchungsmethode in einem unangemessenen Verhältnis zum zu erwartenden Risiko des Feten stünde [5, 6, 22, 25].

Während Territo et al. 1973 und Carloss et al. 1980 die Forderung aufgestellt haben, jede schwangere Patientin mit einer ITP bei Thrombozytenwerten $< 100 \times 10^9$/l durch Kaiserschnitt zu entbinden, wird dieses Vorgehen von anderen Autoren wegen des zu erwartenden geringen Risikos für Mutter und Kind abgelehnt [7, 24]. Für Laros und Kargan (1984) und Burroows und Kelton (1990) stellt die mütterliche ITP allein keine Indikation zur Sectio dar. Nach ihrer Meinung sollte der Kaiserschnitt allein aus geburtshilflicher Indikation erfolgen. Daß bei einer fetalen Blutungsneigung auch ein Kaiserschnitt zerebrale Blutungen nicht verhindern kann, ist am Krankheitsbild der neonatalen Isoimmunthrombozytopenie belegt [21]. Hier werden massive intrazerebrale Blutungen nach einer prophylaktischen Sectio am wehenlosen Uterus beschrieben.

Aufgrund der eigenen Erfahrungen und der Angaben der Literatur scheint es vertretbar, bei reifen Kindern und mütterlichen Thrombozyten $> 30 \times 10^9$/l eine Vaginalgeburt anzusstreben bzw. einen Kaiserschnitt nur aufgrund einer geburtshilflichen Indikation durchzuführen. Eine Hilfe bei der Entscheidungsfindung ist die Bestimmung der fetalen Thrombozyten unter der Geburt mittels Mikroblutanalyse. Scott und Mitarbeiter empfehlen bei fetalen Thrombozytenzahlen $< 50 \times 10^9$/l den Kaiserschnitt zur Entbindung. Aufgrund eigener Erfahrung erscheint eine Senkung dieser Grenze auf 20–30 $\times 10^9$/l vertretbar [14, 20].

Literatur

1. Ayromlooi J (1978) A new approach to the management of immunologic thrombocytopenic purpura in pregnancy. Am J Obstet Gynecol 130: 235

2. Ballem PJ, Buskard N, Wittmann BK, Wilson RD, Effer S, Farquharson D (1989) ITP in pregnancy: Use of the bleeding time as an indicator for treatment. Blut 59: 132–135

17

3. Burrows RF, Kelton JG (1988) Incidentally detected thrombocytopenia in healthy mothers and their infants. N Engl J Med 319: 142–145
4. Burrows RF, Kelton JG (1990) Thrombocytopenia at delivery: A prospective survey of 6715 deliveries. Am J Obstet Gynecol 162: 731–734
5. Burrows, RF, Kelton JG (1990) Low fetal risks in pregnancies associated with idiopathic thrombocytopenic purpura. Am J Obstet Gynecol 163: 1147–1150
6. Copplestone JA (1990) Fetal platelet counts in thrombocytopenic pregnancy. The Lancet, Vol 336: 1375
7. Carlos HW, McMillan R, Crosby W (1980) Management of Pregnancy in women with immune thrombocytopenic purpura. JAMA 244: 2756
8. Christians GC, Helmerhorst FM (1987) Validity of intrapartum diagnosis of fetal thrombocytopenia. Am J Obstet Gynecol 157: 864
9. Davies SV, Murray JA, Gee H, McGiles H (1986) Transplacental effect of high-dose immunglobulin in idiopathic thrombocytopenia (ITP). The Lancet 1098
10. How HY, Bergmann F, Koshy M, Chediak J, Presperin C, Gall SA (1991) Quantitative and qualitative platelet abnormalities during pregnancy. Am J Obstet Gynecol 164: 92–98
11. Kaplan C, Daffos F, Forestier F, Tertian G, Catherine N, Pons JC, Tchernia G (1990) Fetal platelet counts in thrombocytopenic pregnancy. Lancet 336: 979–982
12. Karpatkin M, Porges RF, Karpatkin S (1981) Platelet counts in infants of women with autoimmune thrombocytopenia. N Engl J Med 305: 936
13. Kelton JG, Inwood MJ, Barr RM, Effer SB, Hunter D, Wilson WE, Ginsburg DA, Powers PJ (1982) The prenatal prediction of thrombocytopenia in infants of mothers with clinically diagnosed immune thrombocytopenia. Am J Obstet Gynecol 144
14. Kleine W, Hambüchen U, Hillemanns HG (1990) Schwangerschaft und Geburt bei idiopathischer thrombozytopenischer Purpura (M. Werlhof). Geburtsh. u. Frauenheilk 50: 132–135
15. Laros RK, Kargan R (1984) Route of delivery for patients with immune thrombocytopenic purpura. Am J Obstet Gynecol 148: 901
16. Lavery JP, Koont WL, Liu YK, Howell R (1985) Immunologic thrombocytopenia in pregnancy. Obstet Gynecol 66: 41S
17. Ostendorf P (1987) Hämorrhagische Diathesen. In: Lehrbuch der Inneren Medizin, hrsg. von W. Siegenthaler, Thieme Verlag Stuttgart – New York
18. Sacher RA (1989) ITP in pregnancy and the newborn: Introduction Blut 59: 124–127
19. Sacher RA, King JC (1989) Perinatal diagnosis of passive ITP: Use of percutaneous umbilical blood sampling (PUBS). Blut 59: 128–131
20. Scott JR, Rote NS, Cruikshank DP (1983) Antiplatelet antibodies and platelet counts in pregnancies complicated by autoimmune thrombocytopenic purpura. Am J Obstet Gynecol 145: 932

21. Sia CG, Amigo NC, Harper RG, Farahani G, Kochen J (1985) Failure of cesarean section to prevent intracranial hemorrhage in siblings with isoimmune neonatal thrombocytopenia. Am J Obstet Gynecol 153: 79
22. Steiner H, Spitzer D, Arrer E, Staudach A (1991) Probleme bei der fetalen Thrombozytenzahldiagnostik in Hinblick auf das geburtshilfliche Management bei maternaler idiopathischer thrombozytischer Purpura (ITP-M. Werlhof). Zent bl Gynäkol 113: 35–38
23. Strother SV, Wagner AM (1988) Prednisone in pregnant women with idiopathic thrombocytopenic purpura. N Engl Journal of Medicine 178
24. Territo M, Finklestein J, Oh W, Hobel C, Kattlove H (1973) Management of autoimmune thrombocytopenie in pregnancy and in the neonate. Obstet Gynecol 41: 579
25. Weiner CP (1990) Cordocentesis and immuine thrombocytopenia-Continued. Am J Obstet Gynecol Wolume 163: 1371–1372

Prophylaxe der Neonatalsepsis bei geburtshilflichen Infektionen

E.-M. GRISCHKE

Einleitung

Septische Infektionen gehören neben Atemstörungen und Hirnblutungen zu den Hauptursachen neonataler Morbidität und Mortaliätt. Während die Mortalität selbst bei hochgradig unreifen Frühgeborenen hier erstaunlicherweise abgenommen hat, konnte insbesondere in diesem Kollektiv, trotz des Einsatzes neuer Antibiotika und besserer Hygienemaßnahmen, die Morbidität durch bakterielle Infektionen nicht gesenkt werden. Mancherorts wurde sogar eine Zunahme verzeichnet. Zahlen in der Literatur lassen eine Sepsisrate bei Risiko-Kindern auf Intensiv-Stationen von 5–20 % erkennen (Isenberg 1985) bei einer Sepsis-Mortalität von 13–45 %.

In diesem Beitrag soll das Erregerspektrum charakterisiert und unter Berücksichtigung der besonderen immunologischen Situation bei Frühgeborenen eine anhand der Literatuur erstellte Übersicht über den Einsatz von i. v. Immunglobulinen vorgestellt werden.

Charakterisierung des Keimspektrums

Insbesondere bei der Infektion von Frühgeborenen stehen die vertikal von der Mutter übertragenen Keime im Vordergrund neben den nosokamial erworbenen Infektionen. In der Regel sind für die vertikale Transmission die Keime verantwortlich, die die mütterlichen Geburtswege besiedeln. Anhand von bakteriologischen Untersuchungen an der UFK Heidelberg von 864 zu Geburtsbeginn entnommenen Fruchtwasserproben und 1.000 unmittelbar postpartal entnommenen Magenaspiratproben im

20

Rahmen eines B-Streptokokken-Screenings zeigten sich Entero-
kokken mit 34 % als die am häufigsten Keime, gefolgt von
Staphylokokkus epididermidis in 30 % sowie von Escherichia coli
und β-hämolisierenden Streptokokken der Gruppe B.

Diese Keime stellen letztendlich auch das Keimspektrum
septischer Infektionen bei Neugeborenen dar, wobei regionale
Unterschiede bestehen und teilweise auch ein Erregerwandel,
insbesondere betreffend der B-Streptokokken, sich in den letzten
30 Jahren vollzog (v. Stockhausen 1991). Während B-Streptokokken noch bis Mitte der 60er Jahre als apathogen galten, wurden
sie innerhalb von wenigen Jahren zum gefürchtesten Keim einer
Neugeborenen-Sepsis und erreichten in einzelnen Zentren einen
Anteil von 40 % der Neugeborenen-Infektionen (Martius 1988).
Trotz einer nach wie vor bestehenden guten Sensibilität der
B-Streptokokken gegenüber Penicillin ist die Letalität insbesondere des early onset Verlaufs relativ hoch. Entscheidend ist der
frühzeitige Therapiebeginn, der letztendlich bereits zu Geburtsbeginn eine Information über eine mögliche mütterliche B-
Streptokokken-Kolonisation erforderlich macht. Dies veranlaß-
te im Raum Heidelberg mit einer bekannten mütterlichen
B-Streptokokken-Kolonisation von vaginal und/oder anal von
16 %, wobei in einem Untersuchungszeitraum von 2 Jahren bei
2.373 untersuchten Patientinnen die Kolonisationsrate vaginal
14 % und anal 17 % betrug, neben einem antepartalen Screening
eine Erfassung der vertikalen Transmission sowie der Neugebo-
renen-Kontamination. Diese betrug bei einem untersuchten
Kollektiv von 1.328 Neugeborenen 10 %, wobei in diesen Fällen
mindestens einer der untersuchten Abstriche (Fruchtwasser,
Magenaspirat und seitengetrennt entnommene Ohrabstriche) ein
Wachstum von B-Streptokokken zeigte. Der Einsatz von Ampicillin intrapartal nach einer Latenzzeit von mehr als 6 Std. (Zeit
von Blasensprung bis zur Geburt) sowie die postpartale prophylaktische Behandlung jedes Neugeborenen bei bekannter mütterlicher B-Streptokokken-Kolonisation konnte zum einen signifikant die Oberflächenkontamination reduzieren und die Letalität auf 0 senken. Die Häufigkeit der an einer early-onset-Sepsis
erkrankten Neugeborenen ließ sich jedoch bei einer Rate von 4 %
im Vergleich zu einer Sepsishäufigkeit von 5,4 % 1985 nicht weiter
senken.

Immunologische Situation des Früh- und Neugeborenen

Ein wesentlicher Faktor der insbesondere den Immunstatus von Neugeborenen bestimmt, scheint der im letzten Trimenon stattfindende physiologische transplacentare Transfer von Immunglobulinen, vor allem der Gruppe IgG, zu sein. Bei Frühgeburten ist deshalb von einem quantitativen und qualitativen Antikörper-Mangelsyndrom auszugehen, das neben IgG auch Immunglobuline der Klasssen IgA und IgM betrifft. Hierbei bleibt zu berücksichtigen, daß IgA und IgM nicht placentagängig sind und erst postnatal in stärkerem Maße gebildet werden. Desweiteren besteht neben einer verminderten Phagocytosefähigkeit eine reduzierte chemotaktische Aktivität der Granulozyten und damit ein Defekt des Antikörper-Kompliment Phagocytosesystems. Neben dem genannten Antikörpermangel kann von einer verminderten T-Zell und B-Zell-Aktivität ausgegangen werden (Isenberg, 1985). Der beschriebene IgA-Mangel verursacht gleichzeitig eine Reduktion des insbesondere an Schleimhäuten eine lokale Barriere darstellenden sekretorischen IgA (s IgA) und damit eine Schwäche der lokalen Immunabwehr. Aus dieser besonderen immunologischen Situation heraus begründet sich der Einsatz von i.v.-Immunglobulinen, insbesondere bei Frühgeborenen. Wesentlichster Aspekt bei den bisher durchgeführten Studien schien der Ausgleich der fehlenden bzw. reduzierten diaplacentaren mütterlichen Leihimmunität zu sein (Berger 1991). Damit wird durch die Verabreichung von i.v.-Immunglobulinen ein temporärer, humoraler Schutz im Sinne einer passiven Immunisierung erreicht. Eine weitere wesentliche Voraussetzung ist die i.v.-Applikation von Immunglobulinen, die im Gegensatz zur i.m.-Gabe eine adäquate Dosierung ermöglicht. Erste Erfahrungen hierzu konnten bei Patienten mit Antikörper-Mangelsyndrom gewonnen werden. Einige Autoren geben dem Einsatz von polyvalenten Immunglobulinen, insbesondere den Präparaten mit IgM-Anreicherung den Vorzug (Höckel 1989, Haque 1986 und 1988) wegen einer insbesondere durch den IgM-Anteil bedingten Elimination von lebenden Bakterien und Toxinen sowie einer zusätzlichen Stimulation der Opsonierung und Phagocytose.

Klinischer Einsatz von i.v.-Immunglobulinen in der Peri- und Neonatal-Periode

Die bisher gewonnenen Erfahrungen beim Einsatz von i.v.-Immunglobulinen sollen anhand einiger ausgewählter Studien aufgezeigt werden. Neben der prophylaktischen Gabe bei high risk-Fällen, wie bei dem vorzeitigen Blasensprung bereits antepartal und bei Frühgeburten postpartal, wurde auch der therapeutische Einsatz in Kombination mit einer herkömmlichen antibiotischen Therapie überprüft.

Eine antepartale prophylaktische Gabe von i.v.-Immunglobulinen innerhalb von 24–28 Std. nach vorzeitigem Blasensprung untersuchten Höckel und Mitarbeiter 1989 bei 15 Patientinnen in der 25.–35. Schwangerschaftswoche. Verabreicht wurden zunächst 20 g i.v.-Immunglobulin sowie in der Folge jeweils 10 g i.v. pro Woche im Rahmen einer randomisierten kontrollierten Studie, während die Kontrollgruppe nur die typische Standardtherapie ohne Immunisierung erhielt. Das behandelte Kollektiv wies einen Trend zur Verlängerung der Gravidität auf von einem Median von 5 Tagen in der Kontrollgruppe auf einen Median von 10 Tagen in der behandelten Gruppe. Die Sepsis bzw. Infektrate konnte laborchemisch von 100 % auf 50 % und klinisch von 80 % auf 0 gesenkt werden.

Unter den klinischen Untersuchungen zum prophylaktischen Einsatz von i.v.-Immunglobulinen bei Frühgeborenen sollen in der Folge die Ergebnisse von Convay, C. Baker und Haque vorgestellt werden.

Dabei konnte Convay (1990) bei einem Kollektiv von 55 Neugeborenen vor der 30. Schwangerschaftswoche durch Gabe von 200 mg pro kg Körpergewicht i.v. Immunglobulin in dreiwöchentlichen Intervallen eine signifikante Senkung der Infektionsrate zeigen sowie eine trendmäßige Verringerung der Septikämie (Tabelle 1). C. Baker (1989 und 1990) gelang es, bei 229 mit i.v.-Immunglobulin behandelten Neugeborenen mit einem Geburtsgewicht zwischen 500 und 1.500 g im Vergleich zu einer unbehandelten Kontrollgruppe mit 235 Kindern die Infektionsrate signifikant zu senken (Tabelle 2).

Tabelle 1. Prophylaktische Gabe von i.v. Immunglobulinen in der high-risk Situation bei Frühgeborenen

Convay

Studiendesign:	n = 55	Neugeborene vor der 30. SSW
	n = 28	behandelt
	n = 26	Kontrollgruppe
Ergebnisse:		1. Senkung der Infektionsrate
		8 vs 17 (p < 0,01)
		2. Senkung der Septikämien
		8 vs. 14 (n.s.)

Tabelle 2. Prophylaktische Gabe von i.v. Immunglobulinen in der high-risk Situation bei Frühgeborenen

C. Baker

Studiendesign:	Neugeborene Geb.-Gewicht 500–1500 g	
	n = 229	i.v. Immunglobuline
	n = 235	Kontrolle
Ergebnisse:	Senkung der Infektionsrate	
	84 vs. 127 (p < 0,0018)	
	jedoch bei Geb. Gewicht > 1500 g	
	kein sign. Therapieeffekt	
	erkennbar	

Bei einem Geburtsgewicht über 1.500 g konnte jedoch bei gleichem Studiendesign kein vergleichbarer Therapieeffekt erzielt werden.

In einer weiteren Studie von Haque (1986) wurden jeweils 50 Neugeborene mit einem Gestationsalter der 28.–37. Schwangerschaftswoche entsprechend mit i.v.-Immunglobulinen am 1. Tag postpartal und in einer 2. Gruppe am 1. und 8. Lebenstag behandelt und mit einer Kontrollgruppe verglichen. Dabei zeigten die behandelten Gruppen signifikant niedrigere Infektionsraten (Tabelle 3).

Der Nutzen des therapeutischen Einsatzes von i.v.-Immunglobulinen bei der Neonatalsepsis in Kombination mit einer her-

Tabelle 3. Prophylaktische Gabe von i.v. Immunglobulinen in der high-risk Situation bei Frühgeborenen

Haque 1986	
Studiendesign:	Neugeborene der 28.–37 SSW
	jeweils n = 50 Kinder
	Gruppe A: 120 mg/kg polyval. Immungl.
	2–4 h n. partus
	Gruppe B: wie oben + Tag 8
	Gruppe C: Kontrolle
Ergebnisse:	Infektionsraten:
	Gruppe A 4 % (2/50)
	Gruppe B 4 % (2/50)
	Gruppe C 16 % (8/50) 2 gest.

kömmlichen antibiotischen Therapie soll ebenfalls am Beispiel der beiden folgenden Studien gezeigt werden. Die Behandlung von 30 Neugeborenen der 28.–37. Schwangerschaftswoche mit Zeichen einer Neonatalsepsis, die neben einer üblichen antibiotischen Therapie mit 5 mg pro kg Körpergewicht i.v.-Immunglobulin über 4 Tage behandelt wurden, führte im Vergleich zu einer nur antibiotisch behandelten Kontrollgruppe zu einer signifikanten Senkung der Mortalität (Haque 1988). Während in der mit i.v.-Immunglobulin behandelten Gruppe nur ein Kind verstarb (3,3 %) betrug die Mortalität in der Kontrollgruppe 20 %, da 6 Kinder verstarben (p ≤ 0.001). Bereits 1984 konnte Christensen bei 22 Neugeborenen mit klinischen Sepsiszeichen in der Gruppe, die neben einer antibiotischen Behandlung mit Ampicillin und Gentamicin i.v.-Immunglobuline erhielt, eine Verbesserung des hämatologischen, immunologischen und respiratorischen Verhaltens zeigen.

Während bei der prophylaktischen i.v.-Immunglobulin-Gabe nicht mit nennenswerten Nebenwirkungen zu rechnen ist, können beim therapeutischen Einsatz, möglicherweise bedingt dadurch, daß eine größere Menge von Antikörpern in Kontakt mit dem entsprechenden Antigen kommt, typische akute Nebenwirkungen auftreten wie Flush und Atemnot. Bei keiner der Studien jedoch wurden durch Komplikationen hervorgerufene wesentliche Beeinträchtigungen beschrieben.

Schlußfolgerungen

Die prophylaktische Gabe von i.v.-Immunglobulinen begründet sich bei Frühgeborenen in der Hypogammaglobulinaemie, die dadurch entsteht, daß physiologischerweise erst im 3. Trimenom der transplacentare Transfer von IgG erfolgt. Diese Situation führt zu einer erhöhten Infektanfälligkeit, insbesondere gegenüber Keimen, die als Problemkeime für die Neonatalsepsis gelten, wie B-Streptokokken udn Escherichia coli, da ein Mangel an spezifsichen Antikörpern bei Frühgeborenen vorliegt. Mit den aufgeführten Studien konnte bestätigt werden, daß die Gabe von i.v.-Immunglobulinen Infektions- und Sepsisrate zu senken vermag. Durch den therapeutischen Einsatz bei bereits vorliegender Sepsis in Kombination mit einer herkömmlichen antibiotischen Therapie gelang es im Vergleich zur alleinigen Antibiotikagabe die Sepsis assoziierte Letalität zu senken. Die aufgeführten Studien rechtfertigen derzeit die i.v.-Immunglobulingabe noch nicht als Routinemaßnahme zur Prophylaxe oder Therapie der Neonatalsepsis. Sie sollen jedoch zur Durchführung weiterer Studien ermutigen, bei Risikokollektiven und ausgewählten Behandlungsgruppen Wirksamkeit und Benefit von i.v.-Immunglobulinen zu überprüfen.

Literatur

1. Baker C (1989) Neonatal IVIG Collaborative Study group. Multicenter trial of intravenous immunoglobulin (IVIG) to prevent late-onset infection in preterm inffants: preliminary results. (Abstract) Pediatr Res 25: 274 A
2. Baker C (1990) Intravenous immunoglobulin in low birthweight infants: prevention. National Institutes of Health Consensus Development Conference on Intravenous Immunoglobulin: Prevention and Treatment of Disease, Bethesda, Md 69–74
3. Berger M (1991) Use of intravenously administered immune globulin in newborn infants: Prophylaxis, treatment, both, or neither? J Pediatr 118: 557–559
4. Christensen RD, Brown MS, Hall DC, Lassiter HA, Hill HR (1991) Effect on neutrophil kinetics and serum opsonic capacity of intravenous administration of immune globulin to neonates with clinical signs of early-onset sepsis. J Pediatr 118: 606–614

5. Conway SP, Ng PC, Howel D, Maclain B, Gooi HC (1990) Prophylactic intravenous immunoglobulin in pre-term infants: a controlled trial. Vox Sand 59: 6–11
6. Haque KH et al (1986) Intravenous immunoglobulin for prevention of sepsis in preterm and low birth weight infants. Pediatr Infect Dis J 5: 622–625
7. Haque KH, Zaidi MH, Bahakim H (1988) IgM enriched intravenous immunoglobulin therapy in neonatal sepsis. AJDC 142: 1293–1296
8. Höckel M, Zielberg R, Queißer A, Beck Th, Lissner R, Stopfkuchen H (1989) Intravenöses Humanimmunglobulin zur Prophylaxe der Amnioninfektion beim vorzeitigen Blasensprung. Archives of Gynecology and Obstetrics 245: 211–213
9. Isenberg H (1985) Neugeborenen-Sepsis. Der Kinderarzt 16: 1657–1670
10. Martius J (1988) Hämolysierende Streptokokken der Gruppe B in der Geburtshilfe. Z Geburtsh Perinat 192: 187–191
11. Stockhausen v HB (1991) Ursachen und Wandel bakterieller Infektionen bei Neugeborenen. Z Geburtsh u Perinat 195: 131–136

Ursache und Therapie von habituellen Aborten

I. GERHARD, TH. VON HOLST und B. RUNNEBAUM

Bei Frauen mit wiederholten Fehlgeburten wurde früher überwiegend an uterine und hormonelle Ursachen gedacht. In den
letzten Jahren ist nach Einführung der Immun-Therapie der
immunologische Aspekt vielfach untersucht worden. Die Tatsache, daß es sich beim Konzeptus um ein einzigartiges natürliches
Alotransplantat handelt, ließ Hypothesen entstehen, die Aborte
in Zusammenhang brachten mit Humanen Leukozyten Antigenen (HLA), blockierenden Faktoren des mütterlichen Immunsystems und fetalen immunmodellierenden Sekretionsproduk-
ten. Entsprechend der vielseitigen Ätiologie wurde bei Frauen
mit wiederholten Fehlgeburten seit 1985 an der Universitäts-
Frauenklinik Heidelberg eine breitangelegte Diagnostik durchgeführt, die viele mögliche Abortursachen abklären sollte.

In Tabelle 1 sind die möglichen Abortursachen zusammenge-
stellt und die Methoden aufgelistet, die zur Abklärung bei 198
Frauen mit zwei und mehr Aborten eingesetzt wurden. Im
Hinblick auf eine erneute Schwangerschaft wurden auch der
Toxoplasmose- und Rötelntiter bestimmt. Die Untersuchung auf
Schadstoffe wurde erst 1989 routinemäßig eingeführt. Hierbei
handelt es sich um einen Schwermetallausschwemmtest mit
Dimercaptopropionsulfonsäure (DMPS, Dimaval® der Fa. Heyl,
Berlin), einem Chelatbildner, der die Ausscheidung von Queck-
silber, Blei, Cadmium und anderen Metallen fördert. Außerdem
wurden im Blut die Konzentrationen der gängigen Chlorkohlen-
wasserstoffe bestimmt: Pentachlorphenol (PCP), Hexachlorcyc-
lohexan (HCH), polychlorierte Biphenyle (PCBs), Hexachlor-
benzol (HCB), Dichlordiphenyltrichlorethan (DDE), DDD,
DDT. Die psychischen Faktoren wurden mit Fragebögen und
beratenden Gesprächen durch eine Psychologin abgeklärt. Sie
sollen in dieser Arbeit jedoch nicht berücksichtigt werden. Bei

Tabelle 1. Mögliche Ursachen habitueller Aborte und deren Diagnostik

Ursachen		Diagnostik
A.	Frau	
I	Ovarielle Störungen	Gonadotropine, Prolaktin, Androgene (DHEAS,T) TSH basal und stimuliert Progesteron u. Östradiol Lutealphase
II	Endokrinopathien der Mutter	oraler Glukosetoleranztest ev. ACTH-Test, weitere Schilddrüsendiagnostik
III	Anomalien des Uterus	HSG/Hysteroskopie, ev. Chromolaparoskopie
IV	Infektionskrankheiten	Lues, Listeriose, HIV, Cytomegalie, Chlamydien (Toxoplasmose, Röteln)*
V	Immunologie	PTT, Anticardiolipin, AK, ANA,
	a) Anticardiolipin-Syndrom	Anti-DNA, Komplement C3, C4
	b) fetomaternale Immunreaktion	Blockierende Faktoren, Crossmatch, Erythrocyte-agglutination-inhibition (EAI)-Test
VI	Schadstoffe	Schwermetalle, Pestizide, Lösungsmittel i. Blut, und/oder Urin
VII	Psychische Faktoren	Psychologische Diagnostik
B.	Mann	
I	Andrologische Störungen	Spermiogramm
II	Schadstoffe	Schwermetalle, Pestizide, Lösungsmittel
C.	Mann und Frau	
I	Blutgruppen-Inkompatibilität	Blutgruppen
II	Chromosomenanomalien	Karyogramm
III	fetomaternale Immunreaktion	HLA-Typisierung gemischte Lympho-zytenkultur Crossmatch

*nicht verantwortlich für habituelle Aborte

den Ehemännern wurden neben den Spermiogrammanalysen keine zusätzlichen Schadstoffuntersuchungen gemacht, obwohl aufgrund der Literatur bekannt ist, daß auch durch Belastung der Männer mit Schwermetallen, Pestiziden oder Lösungsmitteln Aborte bei den Frauen induziert werden können.

Tabelle 2. Klinische Einteilung der 198 Frauen mit habitellen Aborten, die von 1985–1989 an der UFK Heidelberg abgeklärt wurden

Patientengruppen		n	%
primäre Aborter		129	65
sekundäre Aborter		69	35
2 Aborte		98	49
3 Aborte		49	25
≥ 4 Aborte		51	26
Abort	≤ 12. SSW	101	52
	> 12. SSW	97	48
	≤ 16. SSW	123	62
	> 16. SSW	75	38
Gesamt		198	100

Von den 198 Frauen waren 129 primäre Aborter, d. h. sie hatten noch keine Schwangerschaft bis zur Geburt ausgetragen (Tabelle 2). Etwa die Hälfte der Frauen hatte nur zwei Aborte, während ein Viertel drei und ein Viertel mehr als drei Aborte hatte. Die Schwangerschaftsdauer bis zum Abort betrug etwa bei der Hälfte der Patientinnen 12 Wochen, bei den übrigen mehr als 12 Wochen.

In den folgenden Tabellen ist die Häufigkeit der möglichen Aborturschen zusammengestellt. Die statistischen Analysen wurden mit den in Tabelle 2 beschriebenen klinischen Patientengruppen durchgeführt, außerdem wurde der erneute Schwangerschaftsausgang berücksichtigt. Als signifikant gelten nur die Zusammenhänge, die das 99%-Niveau überschritten.

Bei etwa 50% der Frauen konnten hormonelle Störungen festgestellt werden (Tabelle 3). Eine Lutealinsuffizienz wurde bei Frauen mit primären Aborten doppelt so häufig gefunden wie bei Frauen mit sekundären Aborten. Auch führte die Lutealinsuffizienz signifikant häufiger zu Früh- als zu Spätaborten.

Bei 30% der Frauen konnten uterine Veränderungen nachgewiesen werden (Tabelle 4). Uterusmißbildungen traten gehäuft bei Frauen mit mehr als 3 Aborten auf. Diese Frauen hatten auch das höchste Risiko eines erneuten Abortes. Die Zervixinsuffi-

Tabelle 3. Häufigkeit von Hormonstörungen als mögliche Ursache habitueller Aborte

A. Hormonstörung	%	B. Signifikanz
Hypothyreose	10	Lutealinsuffizienz doppelt so häufig
Hyperthyreose	3	bei primären wie bei sekundären
Hyperandrogenämie	10	Abortern,
Hyperprolaktinämie	6	Lutealinsuffizienz doppelt so häufig
Kombinationen	26	bei Früh- wie Spätaborten.
Gesamt	50	

zienz war bei Frauen mit Spätaborten häufiger als bei Frauen mit Frühaborten. Wurde ein Uterus myomatosus diagnostiziert, so waren erneute Schwangerschaften durch hormonelle Therapie selten zu erzielen.

Hinweise auf Infektionskrankheiten waren insgesamt sehr selten. Es bestanden keine Zusamenhänge mit den klinischen Variablen. Der serologische Nachweis einer durchgemachten Cytomegalie gelang bei Frauen mit sekundären Aborten mit 62 % signifikatn häufiger als bei Frauen mit primären Aborten in 41 %. Aufgrund unserer Ergebnisse kommen für eine habituelle Abortneigung die infektiösen Ursachen nicht in Betracht.

Chromosomenanomalien, die für Aborte verantwortlich sein könnten, wurden bei 5 % der Frauen und 2 % der Männer

Tabelle 4. Häufigkeit des uterinen Faktors als mögliche Ursache habitueller (Aborte (n=198)

A. Uterusveränderungen	%	B. Signifikanz
Uterus myomatosus	10	Mißbildungen häufiger bei Frauen mit ≥ 3 Aborten
Uterusmißbildung	10	Mißbildungen höchstes Risiko eines erneuten Aborts
Cervixinsuffizienz	12	Cervixinsuffizienz doppelt so häufig
Synechien	3	bei Spät- wie bei Frühaborten
Uterus arcuatus/ hypo-. plasticus	14	Uterus mayomatosus seltener Konzeption nach hormoneller Therapie als spontan
Gesamt	30	

Tabelle 5. Ergebnisse der Chromosomenanalysen von 150 paaren mit habituellen Aborten

Karyogramm	Frau %	Mann %
nicht pathol Normvarianten	8	16
balanzierte Translokation	3 ⎫	1 ⎫
Trisomie	0.6 ⎬ 5	– ⎬ 2
pericentrische Inversion	1.7 ⎭	0.6 ⎭

Signifikanz: pathologisches Karyogramm häufiger bei sekundären Abortern und Spätaborten

nachgewiesen (Tabelle 5). Nicht pathologische Normvarianten fanden sich bei 8 % der Frauen und 16 % der Männer.

Zahlreiche immunologische Parameter, die auf völlig unterschiedliche Wegen die Aborte verursachen könnten, wurden bei den Paaren durchgeführt (Tabelle 6). Eine ABO-Inkompatibilität fand sich bei 29 % der Paare. Auffallend war, daß dies häufiger bei primären Abortern der Fall war (34 %) als bei sekundären Abortern (16 %). Autoantikörper wurden insgesamt nur bei 14 % der Frauen gefunden. Ein echtes Anticardiolipin-Syndrom war in keinem Fall nachweisbar. HLA-Antikörper wiesen 8 % der Frauen auf, der Crossmatch war bei 10 % von ihnen positiv. Verständlicherweise war er bei Frauen mit Spätaborten häufiger positiv als bei Frauen mit Frühaborten, da diese Antikörper erst im Verlaufe einer Schwangerschaft produziert werden. In der gemischten Lymphozytenkultur reagierten 11 % nur sehr schwach auf die paternalen Zellen. Hierbei handelte es sich häufiger um Frauen mit > 4 Aborten als um Frauen mit ≤ 3 Aborten (28 % bzw. 10 %). Die Anwesenheit eines blockierenden Faktors wurde dann angenommen, wennn die Relative Response ≤ 30 % war. Gering blockierende Aktivität wurde häufiger bei Frauen mit mehr als drei Aborten gefunden im Vergleich zu den Frauen mit < 3 Aborten (46 % bzw. 23 9). Auch die Frauen mit primären Aborten hatten häufiger eine niedrigere blockierende Aktivität als die Frauen mit sekundären Aborten.

Tabelle 6. Häufigkeit immunologischer Parameter und Zusammenhang mit habitueller Abortneigung. Die n in Klammern geben die Zahl der untersuchten Paare an.

A. Immunolog. Ursachen	%	B. Signifikanz
1. ABO-Inkompatibilität (n=189)	29	primäre Aborter 34 % sekundäre Aborter 16 %
2. Auto-Antikörper (n=195)		keine Signifikanz
Anticardiolipin-Ak	6	
ANA	8	
Anti-DNS	0.5	
Gesamt	14	
3. HLA-Antikörper (n=169)	8	keine Signifikanz
Crossmatch positiv	10	Spätaborte 15 % Frühaborte 3 %
4. gemischte Lymphozytenkultur (n=182)		
a) Relative Response (RR)		schwache RR:
> 75 % stark	57	≥ 4 Aborte 28 %
25–75 % mittel	32	≤ 3 Aborte 10 %
< 25 % schwach	11	
b) Blockierung (RR < 30 %)		niedrige Bockierung
mit Patientenplasma	20	≥ Aborte 46 %
ohne Plasma	30	≤ 3 Aborte 23 % prim. Aborter 38 % sek. Aborter 21 %

Tabelle 7. Ergebnisse der HLA-Typisierung bei 186 Paaren mit habituellen Aborten

A. HLA-Sharing	n	%	B. Signifikanz	
kein Antigen	47	25	≥ 3 Antigene:	
1 Antigen	62	33	sek. Aborter	24 %
2 Antigene	40	22	prim. Aborter	16 %
3 Antigene	23	12	≥ 4 Antigene:	
≥ 4 Antigene	14	8	Frühaborte	3 %
			Spätaborte	10 %
			1 Antigen:	
			≥ 4 Aborte	87
			≤ 3 Aborte	70

Die HLA-Typisierung der Paare ergab in 20 % mehr als 3 gemeinsame Antigene. Mit einer Zunahme des HLA-Sharing nahm die Relative Response der mütterlichen Zellen auf väterliches Antigen in der gemischten Lymphozytenkultur ab. Auffallend war jedoch, daß ein größerer Teil gemeinsamer HL-Antigene signifikant häufiger bei sekundären Abortern und bei Frauen mit Spätaborten war, was nicht zu der Hypothese paßt, daß der Konzeptus dann abgestoßen wird, wenn die mütterlichen Zellen aufgrund gemeinsamer HL-Antigene das Allotransplantat nicht als fremd erkennen und deshalb keine schützenden oder blockierenden mütterlichen Antikörper aufgebaut werden können.

Wegen der unklaren Stellung der immunologischen Veränderungen im Rahmen der Abort auslösenden Faktoren, wurden als sichere Abortursachen nur schwere hormonelle Störungen, der pathologische Uterusfaktor und ein pathologisches Karyogramm gewertet. Bei 60 % aller Frauen fand sich eine dieser Störungen. Eine Kombination verschiedener Ursachen konnte bei 60 % der Frauen nachgewiesen werden.

110 Frauen wurden in Abhängigkeit von der Abortursache individuell therapiert oder im Rahmen von randomisierten Studien. Unter dieser Behandlung traten 59 Schwangerschaften ein, die Abortrate betrug 24 %. Die übrigen Frauen wünschten keine Therapie oder konzipierten, ohne daß eine therapeutische Intervention möglich war. In dieser Gruppe traten 54 Schwangerschaften ein. Die Mehrzahl der Frauen wurde mit Progesteron in der Frühschwangerschaft substituiert. Die Abortrate lag hier bei 30 % und unterschied sich nicht signifikant von der Abortrate in der Therapiegruppe.

Die meisten Frauen wurden hormonell behandelt (Tabelle 8). Von den 38 Schwangerschaften unter dieser Therapie endeten 31 % mit einem erneuten Abort. Bei 4 Frauen mit pathologischem Uterusfaktor wurde dieser korrigiert. Es traten zwei Schwangerschaften ein, die mit der Geburt eines Kindes endeten. Bei 14 Paaren wurde die Stimulation mit paternalen Lymphozyten durchgeführt. 9 Frauen konzipierten erneut, von denen jedoch 6 abortierten. Im Rahmen einer randomisierten Therapiestudie waren Frauen mit ungeklärter Abortursache und möglichen immunologischen Störungen auch mit unspezifischer

Tabelle 8. Schwangerschafts- und Abortrate in Abhängigkeit von der eingeleiteten Therapie bei 114 Frauen mit habituellen Aborten

Art der Therapie	Anzahl	Abortrate	
	Pat	SS	n (9)
Hormonell	80	38	8(21)
Operativ	4	2	0(0)
Lymphozyten	14	9	6(66)
Unspez. Immunst.	16	12	3(25)

Immunstimulation behandelt worden (Eigenblut und Echinacin), 12 dieser Frauen wurden erneut schwanger, 3 abortierten (25%). Die passive Immunisierung mit Endobulin® (Immuno) war von Müller-Eckhardt et al. 1989 bei 25 Frauen mit wiederholten Frühaborten erfolgreich durchgeführt worden: die Geburtenrate betrug 83%. An der darauffolgenden multizentrischen Doppelblindstudie nahm auch unsere Klinik teil. Inzwischen stellte sich heraus, daß eine Patientin mit 5 Frühaborten unter der Albumintherapie, die als Placebo verwandt wurde, einen günstigen Schwangerschaftsverlauf hatte, eine weitere Patientin mit inzwischen 6 Frühaborten unter Placebo einen erneuten Abort. Diese zunächst vielversprechende Studie wurde inzwischen abgebrochen, da die Erfolgsrate zwischen Verum und Placebo nicht signifikant unterschiedlich war.

Im folgenden sollen noch einmal die Besonderheiten zusammengestellt werden, wie sie sich signifikant für Frauen mit Frühaborten, Spätaborten bzw. Frauen mit erneutem Abort nachweisen ließen: Frauen mit Frühaborten hatten signifikant häufiger als die übrigen eine Lutealinsuffizienz und eine ABO-Inkompatibilität (Tabelle 9). Bei den Frauen mit Spätaborten handelte es sich häufiger um Frauen, die bereits eine Geburt hatten. Sie waren älter, häufiger aus Süd- und Osteuropa und häufiger Hausfrauen als die Frauen mit Frühaborten. Bei ihnen wurden häufiger chromosomale Aberrationen gefunden. Auch die Cervixinsuffizienz und die positive Cytomegalie-Serologie waren bei ihnen häufiger. Sie hatten häufiger ein positives Crossmatch und mehr als drei HL-Antigene mit ihrem Partner

Tabelle 9. Signifikante Zusammenhänge (p<0.01) der verschiedenen Abort-ursachen bei Frauen mit Früh- oder Spätaborten in der Anamnese bzw. dem ungünstigen Ausgang einer erneuten Schwangerschaft

A. Frühaborte	B. Spätaborte
ABO-Inkompatibilität	sek. Aborter
Lutealinsuffizienz	höheres Alter
	Hausfrau
	Süd-Ost-Europa
C. Erneuter Abort	Genet. Faktor
	Cervixinsuffizienz
Zahl der Aborte	Cytomegalie
Uterusfaktor	Crossmatch pos.
path. Glukosetoleranztest	> 3 Allele Sharing

gemeinsam. Das Risiko eines erneuten Aborts war dann erhöht, wenn die Zahl früherer Aborte hoch war, wenn ein pathologischer Uterusfaktor vorlag oder ein pathologischer Glukosetoleranztest bestand.

Da wir im Rahmen dieses Patientenkollektivs die Umweltbe-lastung noch nicht systematisch in die Diagnostik einbezogen hatten, sollen an dieser Stelle nur erste Hinweise gegeben werden, daß, unter Umständen über immunologische Verände-rungen, Schadstoffe Aborte verursachen können. In Tabelle 10 ist ein Patientin dargestellt, die bei chronischer Holzschutzmittelbe-lastung zwei intrauterine Fruchttode in der 26. und 25. Schwan-gerschaftswoche gehabt hatte. Neben verschiedenen Befindlich-keitsstörungen wies sie bei den Lymphozytensubpopulationen einen grenzwertigen T4/T8-Quotienten auf und einen erhöhten Anticardiolipin-Antikörpertiter von 9 U/ml. Bei zum Teil unre-gelmäßigem Zyklus war lediglich eine leichte Hyperandrogen-ämie nachweisbar. Die Umweltanamnese ergab, daß die Patien-tin in einer Wohnung lebte und in einem Kindergarten arbeitete, wo reichlich pentachlorphenolhaltige Holzschutzmittel verstri-chen waren. Sie wies stark erhöhte Blutpentachlorphenolwerte auf. Nach Sanierung des Kindergartens und Umzug in eine holzschutzmittelfreie Wohnung sanken die PCP-Blutspiegel bis auf 6 μg/l ab. Es trat eine spontane Schwangerschaft ein, bei der außerhalb prophylaktisch eine Cerclage durchgeführt wurde,

Tabelle 10. Beispiel wiederholter Spätaborte bei chronischer Holzschutzmittelbelastung

---

Patientin R.M., 26 Jahre

Diagnose:
wiederholte Aborte

Anamnese:
1987 intraut. Fruchttod 26. SSW 1988 intraut. Fruchttod. 25 SSW
(hochgradige Plazentainsuffizienz)

Beruf – Umwelt:
Nichtraucherin, Kindergärtnerin Kindergarten mit viel Holz, seit 1985 in
2-ZW mit 30 % Holzverkleidung (vor 12 Jahren behandelt).

Beschwerden:
Seit 1987 Haarausfall, gereizte Schleimhäute, Konzentrationsschwäche,
Mattigkeit, Magen-Darmbeschwerden, seit 1988 Hautausschläge,
Wortfindungsschwierigkeiten.

Befunde:
Keine gemeinsame HLA-Spezifität, Lymphozyten-Subsets T 4/T 8 Quotient 1,0 grenzwertig, Crossmatch negativ, Anticardiolipin AK 9 U/ml,
Uterus o.B., Genetik o.B.

Endokrinologie:
biphas. Zyklen, z.T. Spätovulation, leichte Hyperandrogenämie
(DHEA u. A ....)

Gifte:
PCP Frau Blut 94 µg/l, Lindan 0,01 µg/l
PCP Ehemann Blut 16 µg/l
PCP Holz Wohnung 2107 mg/kg
PCP Holz Kindergarten 330 mg/kg

Therapie:
Sanierung und Umzug 1.11.89 Darmsanierung, Naturheilverfahren,
2/90 PCP Blut 6 µg/l

Erfolg:
spontane SS, LP 24.1.89, prophylaktische Cerclage,
Geburt 29.8.90 2320 g/45 cm in 36. SSW

---

obwohl keine Hinweise auf eine Cervixinsuffizienz bestanden
hatten. Die Schwangerschaft wurde wegen eines pathologischen
CTGs vorzeitig in der 36. Schwangerschaftswoche mit der Geburt
eines gesunden Mädchens beendet. Inzwischen haben wir ähnliche Fälle beobachtet, bei denen auch habituelle Frühaborte
durch Schadstoffe verursacht wurden. Wenn die Schadstoffquelle

entdeckt und entfernt ist, so ist die Prognose für eine erneute Schwangerschaft gut.

Trotz unserer diversen diagnostischen Bemühungen ist es nicht möglich gewesen, eine eindeutige immunologische Abortursache zu definieren. Es ist anzunehmen, daß die immunologischen Veränderungen während der Schwangerschaft von verschiedenen Faktoren bestimmt werden. Deshalb sind sie auch durch verschiedene Therapieprinzipien beeinflußbar. Bei Frauen mit habitueller Abortneigung sind von uns sowohl hormonelle Behandlungen als auch immunologisch stimulierende Verfahren sowie psychologisch unterstützende Maßnahmen (tender loving care) erfolgreich angewendet worden.

Diskussion

Erste Frage: Was führen Sie für Untersuchungen durch, die die Indikation letztendlich für diese Immuntherapie ergibt?

Antwort: Die Untersuchungen sind in Tabelle 1 zusammengestellt. Es müssen zunächst die bekannten Abortursachen ausgeschlossen werden. Sind keine organischen Abortursachen nachweisbar und ist die Patientin eine primäre Aborterin, hat sie keine HLA-Antikörper sowie einen negativen Crossmatch, so kommt sie für eine Immuntherapie mit paternalen oder Donor Lymphozyten infrage. Bei Frauen mit sekundären Aborten gibt es nur die Möglichkeit, das Immunsystem unspezifisch zu stimulieren, wie wir es mit der Eigenblut-Echinacin-Therapie versucht haben. Die Ergebnisse der Endobuln-Studie sollten abgewartet werden, da vielleicht doch Patientengruppen definiert werden können, die von dieser Therapie profitieren. Die HLA-Typisierung erlaubt keine Rückschlüsse auf eine immunologische Therapie und ist unserer Meinung nach deshalb verzichtbar. Bei Frauen mit Autoantikörpern und dem Verdacht auf ein Anticardiolipin-Syndrom muß man frühzeitig in einer erneuten Schwangerschaft mit der Acetylsalicylsäure-Therapie beginnen (Aspirin 100® Tabletten, 2 × 1/2) und diese während der ganzen Schwangerschaft beibehalten.

Zweite Frage: Der Crossmatch, wie muß der ausfallen?

Antwort: Nur wenn der Crossmatch negativ ist, darf eine Immuntherapie mit paternalen oder Fremdlymphozyten gemacht werden. Ist der Crossmatch positiv und besteht trotzdem der Verdacht auf einen immunologisch bedingten Abort, so könnte man einen Versuch mit der Immunglobulingabe machen bzw. mit der Eigenblut-Echinacin-Therapie.

Kommentar Herr Hinney aus Göttingen:
„Wir haben die Erfahrung gemacht, wenn wir den EAI-Test durchführen, den erythrocyte-agglutination-inhibition-Test, wenn dieser Test negativ ist und nach einer aktiven Immunisierung positiv wird, dann haben wir in 80 % erfolgreiche Schwangerschaften. Gleichzeitig wird die HLA-Typisierung durchgeführt, und da haben wir dieses etwas überraschende Ergebnis, daß die Patientinnen mit habituellen Aborten eine geringere HLA-Übereinstimmung haben als die fertilen Paare, und wir verzichten deshalb auf die HLA-Typisierung bzw. verwenden die Ergebnisse nicht. Also vom Erfolg her liegen unsere Ergebnisse im Bereich von Mowbray, allerdings überrascht bei der Mowbray-Studie die Placebogruppe. So niedrige Erfolgsraten hat eine Placebogruppe normalerweise nicht, diese liegt auch bei uns im Bereich von etwa 50 %."

Kommentar Herr Tinneberg aus Tübingen:
„Ich möchte die Ausführungen von Herrn Hinney dahingehend unterstützen, daß wir im Grunde genomen die gleichen Ergebnisse bei unserer Gruppe an immunologisch bedingten oder klassifizierten habituellen Aborten genauso gefunden haben. Der einzige Unterschied, der zwischen uns besteht, ist derjenige, daß wir den EAI-Test verlassen haben, weil uns der negative Ausfall des Crossmatches bzw. der Mangel oder das Fehlen von antilymphozytären Antikörpern ausreichend genug die Gruppe der immunologisch bedingten habituellen Aborte charakterisiert.

Dritte Frage: Von der Immunologie zur Endokrinologie. Es scheint so, daß die hormonelle Therapie, wenn tatsächlich eine Corpus-luteum-Insuffizienz vorliegt, erfolgversprechend ist. Es ist die Frage, wieviele Kriterien nehmen Sie, um eine Therapie zu entscheiden und gibt es zu diesen Progesteronsuppositorien eine Alternative?

Antwort: Zunächst geht es darum, Endokrinopathien zu erkennen. Schilddrüsen- sowie Nebennierenrindenfunktionsstörungen und Hyperprolaktinämien müssen gefunden und behandelt werden. Wenn nach dieser Behandlung noch eine Corpus-luteum-Insuffizienz peristiert, kann man vor Eintritt einer erneuten Schwangerschaft eine Stimulationstherapie zur besseren Follikelreifung einsetzen, wie z. B. Antiöstrogene, Gonadotropine. Wenn man diese Möglichkeit vor Eintritt einer Schwangerschaft nicht mehr hat, weil die Patientin spontan schwanger geworden ist, dann sollte man mit Progesteron substituieren.

Vierte Frage: Ich habe einen Fall von Abortus imminens. Was macht man, um zu entscheiden, ob man eine Progesteron-Behandlung machen soll oder besser nicht, und wie mache ich diese Behandlung?

Antwort: Das ist abhängig vom Progesteronwert. In einer eigenen Doppelblinduntersuchung konnten wir zeigen, daß besonders ältere Frauen und Frauen mit habituellen Aborten häufig eine Lutealinsuffizienz haben und deshalb von der Progesteronsubstitution profitieren. Wir wenden die natürlichen Progesteron-Vaginalsuppositorien an, in denen 25 mg Progesteron pro Zäpfchen enthalten sind. Es kann in manchen Fällen nötig sein, der Patientin bis zu vier Zäpfchen am Tag zu verabreichen. Wichtig ist es, daß man früh genug mit der Behandlung beginnt und sie nicht vor der 12.–14. Schwangerschaftswoche beendet wird. Es gibt auch Untersuchungen, die in der Schwangerschaft mit HCG das Corpus luteum stützten. Wir haben dazu keine eigenen Erfahrungen, da wir davon ausgehen, daß die endogenen HCG-Konzentrationen viel höher sind, als man dies durch 5000 IE HCG intramuskulär erreichen könnte. Falls die Corpus-luteum-Insuffizienz eine Ursache der Störung war, so hat man in hohem Maße Erfolge mit der hier aufgezeigten Therapie.

Systemischer Lupus Erythematodes und Schwangerschaft: Eine Übersicht

U. LATTERMANN

Einleitung

Der systemische Lupus erythematodes (SLE) ist eine akute oder chronische entzündliche Erkrankung des Bindegewebes, wobei eine gestörte Immunregulation der wesentliche pathogenetische Mechanismus zu sein scheint.

Zahlreiche Autoantikörper werden im Serum von SLE-Patienten gefunden. Diagnoseweisend sind Antikörper gegen Zellkernsubstanzen: antinukleäre Antikörper. Darunter finden sich Antikörper gegen Nukleinsäuren (dsDNA, ssDNA, RNA), Ribonukleoproteine (SM, SS-A/Ro, SS-B/La) und Histone. Insbesondere der Nachweis von Antikörpern gegen native dsDNA ist fast pathognomonisch.

Weiter lassen sich Autoantikörper gegen zytoplasmatische Antigene wie RNA und Ribosomen, Blutzellen, Gerinnungsfaktoren, Phospholipide wie Cardiolipin, und in Einzelfällen gegen Muskel, Leber, Schilddrüse und andere Organstrukturen nachweisen.

Sowohl diese Antikörper selbst, wie auch die Ablagerung von Antigen-Antikörper-Komplexen in den Gefäßwänden – und dadurch die Aktivierung der Komplementkaskade – führen zu den unterschiedlichen klinischen Manifestationen dieser Erkrankung, die im allgemeinen in Schüben mit längeren Remissionen abläuft.

In Tabelle 1 sind die häufigsten Symptome und Laborbefunde aufgelistet (nach Dubois 1974). Entsprechend den Richtlinien der Amerikanischen Rheumatologischen Gesellschaft (Tan et al. 1982) kann die Diagnose SLE gestellt werden, wenn mindestens 4 der 11 in Tabelle 2 aufgeführten Kriterien erfüllt sind.

Tabelle 1

Klinische Symptome	Labor
92 % Polyarthritis	95 % ANA
84 % Fieber	90 % BSG-Beschleunigung
72 % Hautveränderungen	70 % LE-Zellen
59 % Lymphome	57 % Anämie
53 % Nausea	43 % Leukopenie
48 % Myalgie	30 % SM-Ak
46 % Nierenveränderungen	30 % Rheumafaktoren
45 % Pleuritis	15 % Lupus-Antikoagulans
30 % Pleuraerguß	
30 % Pericarderguß	
25 % ZNS-Beiteiligung	

Tabelle 2. 11 Kriterien für die Diagnose SLE

1. Schmetterlingserythem
2. Discoides Erythem mit Keratose und Atrophie
3. Photosensibilität
4. Oro-Pharyngeale Ulzerationen
5. Arthritis an mindestens 2 Gelenken
6. Pleuritis und/oder Pericarditis
7. Proteinurie (> 0.5 g/d), Zylindrurie
8. Neurologische Veränderungen: Konvulsionen, Psychosen
9. Hämatologische Veränderungen:
   - hämolytische Anämie
   - Leukopenie ($< 4.000/\mu l$)
   - Lymphopenie ($< 1.500/\mu l$)
   - Thrombopenie ($< 100.000/\mu l$)
10. Immunologische Veränderungen:
    - LE-Zellen
    - Cardiolipin-Ak
11. ANA-Nachweis

Diagnose SLE beim Vorhandensein von 4 Kriterien

Die Ätiologie der Erkrankung ist bisher nicht bekannt. Für eine genetisch determinierte Disposition sprechen die Assoziation zu verschiedenen Histokompatibilitätsantigenen wie HLA-B8, B15, B19, DR2 und DR3 (Green et al. 1986), sowie die familiäre Häufung des SLE, wobei auch klinisch unauffällige Personen serologisch Autoimmun-Phänomene aufweisen. Möglicherweise löst eine Virus-Infektion bei disponierten Personen dann die Erkrankung aus (Phillips 1975). Auffällig ist auch das gehäufte Auftreten von Neuerkrankungen oder Krankheitsschüben bei Sonnenexposition. Es könnte sein, daß die UV-Strahlung DNA-Moleküle verändert und damit antigenetisch wirksam werden läßt.

Die Inzidenz der Krankheit wird mit 2–3 auf 100 000 Einwohner angegeben. Dabei sind Frauen etwa zehnmal häufiger betroffen als Männer (Swaak 1984, Hayslett u. Reece 1985), möglicherweise weil sie während den Menstruationen nukleären Antigenen vermehrt ausgesetzt sind (Grimes et al. 1985). Das hauptsächliche Manifestationsalter liegt zwischen 25 und 35 Jahren, es können jedoch alle Altersgruppen erkranken. Hieraus folgt die relativ hohe Prävalenz des SLE bei Schwangeren zwischen 1:1 700 und 1:3 000 (Gimovsky et al. 1984, Schlotfeld et al. 1988).

SLE und Fertilität

Die meisten Untersuchungen zeigen, daß die Fertilität von Frauen mit SLE nicht grundsätzlich beeinträchtigt ist (Friedman und Rutherford 1956, Fraga et al. 1974, Smolen und Steinberg 1981). Nur eine Arbeitsgruppe (Fine et al. 1981) fand die Fertilität bei SLE-Patientinnen herabgesetzt. Dies mag vor allem Patientinnen mit einem schwereren Krankheitsverlauf, insbesondere mit Nierenbeteiligung betreffen. Denn es ist beschrieben, daß vor anderen Symptomen bei Nierenerkrankungen die Ovulation ausbleiben kann (Oken 1966). Ebenso können die Autoimmunkrankheit selbst (Coulam 1983) und/oder eine medikamentöse Therapie der Erkrankung ein vorzeitiges Erlöschen der Ovarialfunktion bedingen. Nach Gabe von Cyclophosphamid allein oder in Kombination mit Azathioprin wurde bei über der Hälfte der so behandelten Patientinnen ein Ausbleiben der Ovulation beobachtet (Austin 1986).

Einfluß der Schwangerschaft auf den SLE

Die Angaben zum SLE-Verlauf in der Schwangerschaft sind widersprüchlich. In den Publikationen der 60er und 70er Jahre wurde vertreten, daß der SLE durch die Schwangerschaft verschlechtert wird (Garsenstein et al. 1962, Estes et al. 1965, 1971, Siegel et al. 1969, Cohen et al. 1971). Entsprechend neuerer, zum Teil prospektiv angelegter Untersuchungen kann man jedoch davon ausgehen, daß sich bei etwa der Hälfte der Patientinnen Krankheitsaktivität in der Schwangerschaft nicht ändert. Bei etwa einem Drittel kommt es sogar zur Besserung, bei etwa einem Sechstel zu einer Verschlechterung des Krankheitsbildes. Die Exazerbation tritt dabei nicht in einem bestimmten Schwangerschaftszeitraum bevorzugt auf. Das heißt, die Schwangerschaft übt offenbar keinen wesentlichen Effekt auf den SLE aus (Devoe et al. 1979, 1984, Lockshin et al. 1984, Lockshin 1989). Auch die früher angenommene höhere Exazerbationsrate post partum im Vergleich zu den letzten 8 Monaten vor der Schwangerschaft (Garsenstein et al. 1962) konnte in einer prospektiven Studie widerlegt werden (Lockshin et al. 1983).

Am wenigsten wird die Erkrankung offenbar dann durch eine Schwangerschaft beeinflußt, wenn die Erkrankung mindestens drei Monate vor der Konzeption in Remission gewesen ist (Houser et al. 1980, Tozman et al. 1980, Varner et al. 1983), und wenn die Patientinnen weder eine Beteiligung der Nieren, noch des Herzmuskels aufweisen. Bei Patientinnen hingegen, die zum Zeitpunkt eines aktiven SLE empfingen, kam es bei $2/3$ zu einer Verschlechterung des Krankheitsbildes im Gegensatz zu nur 9 % bei inaktivem SLE (Jungers et al. 1982).

Einfluß des SLE auf die Schwangerschaft

Offensichtlich haben Schwangere mit SLE eine beträchtlich erhöhte Rate klinisch erkannter Spontanaborte im Bereich von 20–30 % (Ardelt et al. 1974, Swaak 1984, Mintz et al. 1986, Heinicke und Hensel 1988, Schlotfeld et al. 1988). Dies hängt wahrscheinlich mit der systemischen Vaskulitis zusammen, die auch die Gefäße der Plazenta betreffen kann (Abramowsky et al. 1980).

Auch die erhöhte Zahl von Frühgeburten, wobei Raten zwischen 15 % und 49 % (Fine t al. 1981, Mintz et al. 1986) angegeben werden, wird von der Plazentainsuffizienz infolge dieser Vaskulitis bestimmt (Abramovsky et al. 1980). Ebenso ist die perinatale Mortalität bei Lupus-Patientinnen erhöht, die Zahlen schwanken zwischen 5,8 % (Schlotfeld et al. 1988) und 28 % (Lockshin 1989).

Bei mütterlicher Lupus-Nephropathie ist der Fet zusätzlich, wie bei allen Nierenerkrankungen in der Schwangerschaft, durch die Gefahr einer Pfropfgestose gefährdet. Die Häufigkeit einer Pfropfgestose bei SLE-Patientinnen wird mit 2.8 % bis 25 % angegeben (Dubois 1974, Zulman et al. 1980). Dabei ist die große Diskrepanz wohl durch die schwierige Differentialdiagnose zwischen Pfropfgestose und alleiniger Lupus-Nephropathie bedingt. Die Nierenbiopsie als einzige Möglichkeit zur Unterscheidung ist nicht indiziert, da sich in der Schwangerschaft keine unterschiedlichen therapeutischen Konsequenzen ergeben.

Eine Lupus-Nephropathie führte bei der Hälfte der schwangeren Frauen, bei denen die Kreatinin-Konzentration im Serum 1.5 mg% überstieg, zum intrauterinen Fruchttod. Entsprechend scheint die Diagnose einer Lupus-Nephropathie prognostisch wichtiger für das Schicksal des Feten zu sein als die Aktivität des SLE (Bobrie et al. 1987). Selbst bei normaler Nierenfunktion und Normotonie beeinträchtigt eine Lupus-Nephropathie die fetale Überlebenschance (Houser et al. 1980).

Serologie

Bei SLE-Patienten weisen erniedrigte Komplement-Faktoren C3 und C4, sowie eine erhöhte C3d-Fraktion auf einen verstärkten Komplementumsatz, und damit auf eine Aktivitätszunahme des SLE hin (Kitzmiller et al. 1973, Zurier et al. 1978). Bei der überwiegenden Anzahl von Patienten korreliert auch der Titeranstieg der ANA mit einer Aktivierung des SLE. Die Veränderungen im Komplementsystem treten jedoch konstanter und früher im Krankheitsgeschehen auf (Devoe et al. 1979, Fine et al.

1981, Lockshin et al. 1984, 1989), zur Verlaufsbeobachtung sind diese Parameter deshalb besser geeignet.

Andere unspezifische Aktivitätszeichen des SLE, wie Beschleunigung der BSG, positives C-reaktives Protein und eine gering ausgeprägte Hypergammaglobulinämie lassen sich auch durch physiologische Schwangerschaftsveränderungen oder beiläufige Infekte erklären.

Autoantikörper gegen Blutzellen können im Rahmen des SLE zu Anämie, Leukopenie und Thrombozytopenie führen. In der Schwangerschaft muß man dabei differentialdiagnostisch an die sogenannte Schwangerschaftanämie und an eine Form der Präeklampsie, das HELLP-Syndrom (Weinstein 1982), denken.

Eine Gruppe weiterer serologischer Marker, die Antiphospholipid-Antikörper, scheinen eng mit Spontanaborten, Mangelentwicklung oder intrauterinem Tod gekoppelt (Asherson u. Harris 1986). Diese Autoantikörper sind aber nicht spezifisch für den SLE. Sie kommen auch vermehrt bei manchen, offenbar gesunden Personen, bei Patienten mit anderen Autoimmunerkrankungen, Frauen mit habituellen Aborten, und Patienten mit Thrombosen ungeklärter Herkunft vor.

Der häufigste dieser Autoantikörper ist das sogenannte Lupusantikoagulans (Feinstein und Rapaport 1972), ein Immunglobulin der IgG- oder IgM-Klasse. Durch Bindung an einen Phospholipidanteil des Prothrombin-Aktivator-Komplexes verlängert es in-vitro die partielle Thromboplastinzeit, was sich nicht durch Zugabe von Normalserum ausgleichen läßt (Alving et al. 1985). In Anwesenheit dieses Faktors kommt es paradoxerweise eher zu venösen und arteriellen Thrombosen. Schwerwiegende Blutungen sind dagegen nur bei anderen hämostatischen Defekten, wie Thrombozytopenie oder Defizienzen von Gerinnungsfaktoren zu erwarten.

Bei etwa 1 % aller Schwangeren läßt sich dieses Lupus-Antikoagulans nachweisen, dagegen wird es bei 5–10 % aller SLE-Patienten gefunden. Nur die Hälfte der Patienten mit Lupus-Antikoagulans haben jedoch sonstige Symptome eines SLE (Boey et al. 1983, Lubbe et al. 1985, Schlotfeld et al. 1988).

Seit langem ist bekannt, daß bei etwa einem Drittel der SLE-Patienten der Lues-Suchtest falsch positiv ist (Laurell und

Nilsson 1957). Zwischen dem Nachweis des Lupus-Antikoagulans und diesem Anti-Cardiolipin-Antikörper zeigte sich in 96 % Konkordanz (Harris et al. 1983). Die gleiche Arbeitsgruppe wies Antiphospholipid-Antikörper bei 6.2 % aller Schwangeren nach (Harris und Spinato 1990). Die Prävalenz bei SLE-Patientinnen lag dagegen bei ca. 40 % mit großen Unterschieden in den einzelnen Untersuchungen (Derksen und Kater 1985).

Schwangere mit SLE und nachweisbaren Antiphospholipid-Antikörpern haben mit 73 % eine wesentlich höhere Rate an „fetal loss" als Schwangere mit SLE ohne Antiphospholipid-Antikörper mit 19 % (Derksen et al. 1986). Bei den letztgenannten war der fetale Tod meist im Rahmen einer Pfropfgestose oder Nephritis eingetreten.

Da die meisten Assoziationen von Anti-Phospholipid-Antikörpern mit klinischen Phänomenen in tretrospektiven Untersuchungen aufgefallen sind, ist bislang nicht sicher zu klären, welchen Stellenwert der Nachweis dieser Faktoren für die Prognose des Schwangerschaftsausganges hat. Eine feste Beziehung zwischen „fetal loss" und hohen Titern von Anti-Phospholipid-Antikörpern scheint sich aber bei Patientinnen mit SLE herauszukristallisieren (Out et al. 1991).

Therapie des SLE in der Schwangerschaft

Die Therapie des SLE sollte sich unabhängig von der Schwangerschaft individuell am Aktivitätszustand und am Organbefall orientieren.

Ein SLE in Remission braucht auch angesichts einer Schwangerschaft nicht prophylaktisch behandelt zu werden. Bei mildem Verlauf werden hauptsächlich nicht-steroidale Antiphlogistika eingesetzt. Mittel der Wahl ist dabei Acetylsalicylsäure. Der Einsatz niedrig dosierter Acetylsalicylsäure (75–150 mg/d) scheint gerechtfertigt zu sein, um das Risiko einer intrauterinen Wachstumsretardierung und einer Präklampsie zu verringern (Wallenburg et al. 1986, Wallenburg und Rothmans 1987). In einer Studie konnte durch diese Therapie die „fetal loss"-Rate von 88 % auf 55 % gesenkt werden (Gatenby et al. 1989).

Da plazentare Thrombosen offenbar eine häufige Komplikation in Schwangerschaften bei SLE, besonders im Falle positiver Antiphospholipid-Antikörper, sind (Harris et al. 1988), wird die prophylaktische Heparinisierung empfohlen (Rosove et al. 1990).

Bei schwereren Krankheitsverläufen werden zusätzlich Kortikosteroide allein (Lubbe et al. 1983, Lockshin et al. 1989) oder in Kombination mit Immunsuppressiva wie Azathioprin, Ciclosporin A oder Cyclophosphamid angewendet. Für den Feten scheint diese Therapie ungefährlich zu sein. Früher sah man bei notwendiger Gabe von immunsuppressiven Medikamenten die Indikation zum Schwangerschaftsabbruch gegeben. Inzwischen mehren sich die Befunde, daß angeborene Erkrankungen oder neonatale Komplikationen, die auf die Exposition gegenüber Immunsuppressiva zurückgeführt werden können, sehr selten sind (Sharon et al. 1974, Chan et al. 1986, Gregorini et al. 1986)

Bei extremer Exazerbation des SLE wurden Plasmapheresen durchgeführt (Schumacher 1982, Schneider et al. 1990). Auch in der Schwangerschaft wurde dieses Verfahren schon in Einzelfällen erfolgreich angewandt (Frampton et al. 1987, Fulcher et al. 1989).

Zur Zeit laufen erfolgversprechende Therapieversuche mit der intravenösen Gabe hoher Dosen von Immunglobulinen, d. h. 200–600 mg/kg KG für 5–10 Tage (Carreras et al. 1988, Francois et al. 1988, Scott et al. 1988, Parke et al. 1989, Wapner et al. 1989, Akashi et al. 1990). Vorgeschlagene Wirkmechanismen sind u. a. eine erniedrigte körpereigene Antikörperproduktion über negatives Feedback, sowie kompetitive Verdrängung von Autoantikörpern und damit Verhinderung der Bildung von Autoimmunkomplexen (Scott et al. 1988).

Für alle Therapieformen des SLE in der Schwangerschaft fehlen jedoch prospektive, randomisierte Studien, sodaß eine eindeutige Vorteil-/Nachteilanalyse im Moment nicht möglich erscheint.

Überwachung der Schwangerschaft bei SLE

Bei Patientinnen mit bekanntem SLE sollte möglichst eine Beratung vor Eintritt der Schwangerschaft erfolgen, wo die genannten Komplikationen besprochen werden. Von einer Schwangerschaft ist jedoch nicht generell abzuraten. Ebenso ist ein Schwangerschaftsabbruch aus medizinischer Indiaktion nur selten zu rechtfertigen, da der SLE-Verlauf, wie eben besprochen, wenig durch eine Schwangerschaft beeinflußt wird, aber lebensbedrohliche Exazerbationen auch nach einer Abruptio beschrieben worden sind (Fine et al. 1981).

Wegen der erhöhten Rate von Schwangerschaftskomplikationen sind Schwangere mit SLE als Risikopatientinnen zu führen, die Indikation zur prophylaktischen Hospitalisierung ist großzügig zu stellen, um gezielte immunologische, gerinnungsphysiologische und perinatologische Untersuchungen durchführen zu können.

Während der Schwangerschaft sollten (Runge et al. 1990) im 1. Trimenon 4wöchentliche, im 2. und 3. Trimenon 2wöchentliche Kontrollen der Serumspiegel der Komplementfaktoren C3, C4 und C3d und des ANA-Titers durchgeführt werden, um eine Aktivitätszunahme des SLE frühzeitig zu erkennen. In gleichen Abständen sollte die Nierenfunktion anhand der quantitativen Eiweißausscheidung im Urin, Urin-Sediment-Analyse und der Retentionswerte im Serum überprüft werden.

Nach Bekanntwerden einer Schwangerschaft bei einer SLE-Patientin sollte nach Anti-Phospholipid-, SS-A/Ro- und SS-B/La-Antikörpern gefahndet werden.

Bei Hinweis auf Aktivitätszunahme der Grundkrankheit oder auf schwangerschaftsspezifische Komplikationen sollte dringend mit einer Therapie begonnen werden. Periabortal und peripartal wird eine Steigerung der Kortikoid-Dosis meist empfohlen.

Sorgfältige Wachstumskontrollen des Feten, dopplersonographische Untersuchungen der uterinen und feto-plazentaren Gefäße und CTG-Überwachung sollen helfen, eine Plazentainsuffizienz frühzeitig zu erkennen.

Das fetale Herz sollte echocardiographisch nach Zeichen einer Myocarditis und eines Reizleitungsblockes abgesucht werden. Insbesondere anti-SS-A/Ro- und anti-SS-B/La-positive Schwangere haben ein erhöhtes Risiko für die Entwicklung eines neonatalen Lupus Syndroms. Diese Autoantikörper kommen bei nicht selektierten Schwangeren in einer Häufigkeit von etwa 1 % vor (Guzman et al. 1986), bei SLE-Patientinnen dagegen bei etwa 30 % (Maddison et al. 1979).

Neonatales Lupus Syndrom

In voller Ausprägung zeigt das neonatale Lupus Syndrom ein meist vorübergehendes Hauterythem, einen kompletten Herzblock und eine Reihe weiterer systemischer Erscheinungen wie Hepatomegalie, Thrombozytopenie, Lymphome, also praktisch die gesamte Palette der SLE-Symptome. Dabei haben etwa die Hälfte der betroffenen Kinder Hauterscheinungen mit oder ohne systemische Beteiligung, aber keinen Herzblock, die andere Hälfte hat den Herzblock mit oder ohne sonstige SLE-Symptome (Watson et al. 1984).

Der Herzblock ist in der Regel komplett und tritt meist erst in der 2. Schwangerschaftshälfte auf. Dabei weisen 20–25 % der Feten zusätzlich strukturelle Herzfehler auf (Watson et al. 1984). Histologisch fällt besonders eine endomyokardiale Fibrose mit Zerstörung des AV-Knotens auf (Scott et al. 1983). Immunhistologische Studien unterstützen die Hypothese, daß der Herzblock die Folge einer Antikörper-induzierten Entzündungsreaktion des Herzmuskels ist, wobei möglicherweise den anti-SS-A/Ro-und auch den anti-SS-B/La-Antikörpern eine wesentliche pathogenetische Rolle zukommt (Harley et al. 1985, Lee et al. 1987).

Die Prognose von Kindern mit neonatalem Lupus-Syndrom ist meist gut. Die Herzbeteiligung kann lebensbedrohlich sein, besonders in den Fällen mit strukturellen Herzfehlern.

Zusammenfassung

Der SLE während einer Schwangerschaft ist im Hinblick auf den Schwangerschaftsausgang von großer Bedeutung. Aborte, Frühgeburten und Mangelgeburten kommen häufiger als im Vergleichskollektiv vor. Das Auftreten solcher fetalen und kindlichen Komplikationen korreliert mit der Aktivität des SLE während der Schwangerschaft und wahrscheinlich mit dem Vorkommen bestimmter Autoantikörper.

Die Überwachung der Schwangerschaft sollte darauf abzielen, die Aktivität der Erkrankung mit allen zur Verfügung stehenden Mitteln gering zu halten. Dabei sind die theoretischen oder tatsächlichen fetalen Risiken der Therapieformen unbedeutend gegenüber dem fetalen Risiko bei exazerbierendem SLE.

Literatur

Abramovsky CR, Vegas ME, Swinehart G, Gyves MT (1980) Decidual vasculopathy of the placenta in lupus erythematosus. N Engl J Med 303: 668–672

Akashi K, Nagasawa K, Mayumi T, Yokota E, Oochi N, Kusaba T (1990) Successful treatment of refractory systemic lupus erythematosus with intravenous immunoglobulins. J Rheumatol 17: 375–379

Alving BM, Baldwin PE, Richards RL, Jackson BJ (1985) The dilute phospholipide APTT: A sensitive assay for verification of lupus anticoagulant. Thromb Haemostas 54: 709–712

Ardelt W, Böhm N (1974) Abort bei Lupus erythematodes visceralis. Geburtsh u Frauenheilk 32: 473–475

Asherson RA, Harris EN (1986) Anticardiolipin antibodies – clinical associations. Postgr Med J 62: 1081–1087

Austin HA, Klippel JH, Balow JE, LeRiche NGH, Steinberg AD, Plotz PH, Decker JL (1986) Therapy of lupus nephritis: Controlled trial of prednisone and cytotoxic drugs. N Engl J Med 314: 614–619

Bobrie G, Liote F, Houillier P, Grunfeld JP, Jungers P (1987) Pregnancy in lupus nephritis and related disorders. Am J Kidney Dis 9: 339–343

Boey ML, Colaco CB, Gharavi AE, Loizou S, Hughes GRV (1983) Thrombosis in systemic lupus erythematosus: Striking association with the presence of circulating lupus anticoagulant. Br Med J 287: 1021–1023

Carreras LO, Perez GN, Vega HR, Casavilla F (1988) Lupus anticoagulant and recurrent fetal loss: successful treatment with gammaglobulin. Lancet ii: 393–394

Chan JKH, Harris EN, Hughes GRV (1986) Successful pregnancy following suppression of anticardiolipin antibody and lupus anticoagulant with azathioprine in systemic lupus erythematosus. J Obstet Gynecol 7: 16–19

Cohen AS, Reynolds WE, Franklin EC (1971) Lupus erythematosus. Bull Rheum Dis 21: 643–648

51

Coulam CB (1983) The prevalence of autoimmune disorders among patients with primary ovarian failure. Am J Reprod Immunol 4: 63–72

Derksen RHWM, Kater L (1985) Lupus anticoagulant: revival of an old phenomenon. Clin Exp Rheumatol 3: 349–357

Derksen RHWM, Bouma BN, Kater L (1986) The striking association between lupus anticoagulant and fetal loss in systemic lupus erythematosus patients. Arthr Rheum 29: 695–696

Devoe LD, Taylor RL (1979) Systemic lupus erythematosus in pregnancy. Am J Obstet Gynecol 135: 473–479

Devoe LD, Loy GL (1984) Serum complement levels and perinatal outcome in pregnancies complicated by systemic lupus erythematosus. Obstet Gynecol 63: 796–800

Dubois EL (1974) Lupus erythemathodes: A current status of discoid and systemic lupus erythematosus and their variants. University of Southern California Press, Los Angeles

Estes D, Larson DL (1965) Systemic lupus erythematosus and pregnancy. Clin Obstet Gynecol 8: 307–321

Estes D, Christian C (1971) The natural history of SLE by prospective analysis. Medicine 50: 85–93

Feinstein DI, Rapaport SI (1972) Acquired inhibitors of blood coagulation. Prog Hemost Thromb 1: 75–95

Fine LG, Barnett EV, Danovitch GM, Nissenson AR, Conally ME, Lieb SM, Barrett CT (1981) Systemic lupus erythematosus in pregnancy. Ann Intern Med 94: 667–677

Fraga A, Mintz G, Orozco J, Orozco JH (1974) Sterility and fertility rates, fetal wastage and maternal morbidity in systemic lupus erythematosus. J Rheumatol 1: 293–298

Frampton G, Cameron JS, Thom M, Jones S, Raftery M (1987) Successful removal of anti-phospholipid antibody during pregnancy using plasma exchange and low-dose prednisone. Lancet ii: 1023–1024

Francois A, Feund M, Daffos F, Remy P, Aiach M, Jacquot C (1988) Repeated fetal losses and the lupus anticoagulant. Ann Intern Med 109: 993–994

Friedman EA, Rutherford JW (1956) Pregnancy and lupus erythematosus. Obstet Gynecol 8: 601–610

Fulcher D, Stewart G, Exner T, Trudinger B, Jeremy R (1989) Plasma exchange and the anticardiolipin syndrome in pregnancy. Lancet ii: 171

Garsenstein M, Pollak VE, Kark RM (1962) Systemic lupus erythematosus and pregnancy. N Engl J Med 267: 165–169

Gatenby PA, Cameron K, Shearman RP (1989) Pregnancy loss with phospholipid antibodies: improved outcome with aspirine containing treatment. Aust NZ J Obstet Gynecol 29: 294–298

Gimovsky ML, Montoro M, Paul RH (1984) Pregnancy outcome in women with systemic lupus erythematosus. Obstet Gynecol 63: 686–692

Gregorini G, Setti G, Remuzzi G (1986) Recurrent abortion with lupus anticoagulant and preeclampsia: a common final pathway for two different diseases? Case report. Br J Obstet Gynecol 93: 194–196

Green JR, Montasser M, Woodrow JC (1986) The association of HLA-linked genes with systemic lupus erythematosus. Ann Hum Genet 50: 93–96

Grimes DA, LeBolt SA, Grimes KR, Wingo PA (1985) Systemic lupus erythematosus and reproductive function: a case-control study. Am J Obstet Gynecol 153: 179–186

Guzman L, Martinez P, Gaytan G, Arguelles E, Herrera-Esparza R (1986) Anti-Ro antibodies in healthy mothers and their newborn. Clin Exp Rheumatol 4: 93–94

Harley JB, Kaine JL, Fox OF, Reichlin M, Gruber B (1985) Ro (SS-A) antibody and antigen in a patient with congenital complete heart block. Arthr Rheum 28: 1321–1325

Harris EN, Gharavi AE, Boey ML, Patel BM, Hackworth-Young CG, Loizou S, Hughes GRV (1983) Anticardiolipin antibodies: detection by radioimmunoassay and association with thrombosis in systemic lupus erythematosus. Lancet ii: 1211–1214

Harris EN, Spinato J (1990) Anti-cardiolipin screening of healthy pregnant women is not useful as a predictor of pregnancy outcome (Abstract). Clin Exp Rheumatol 8: 220

Hayslett JP, Reece EA (1985) Systemic lupus erythematosus in pregnancy. Clin Perinat 12: 539–549

Heinicke HJ, Hensel J (1988) Schwangerschaft bei Patientinnen mit Lupus erythematodes visceralis unter besonderer Berücksichtigung der Nierenbeteiligung. Z Ges Inn Med 43: 56–59

Houser MT, Fish AJ, Tagatz TE, Williams PP, Michael AF (1980) Pregnancy and systemic lupus erythematosus. Am J Obstet Gynecol 138: 409–413

Jungers P, Dougados M, Pelissier C, Kuttenn F, Tron F, Lesavre P, Bach JF (1982) Lupus nephropathy and pregnancy. Arch Intern Med 142: 771–776

Kitzmiller JL, Stoneburner L, Yelenosky PF, Lucas WE (1973) Serum complement in normal pregnancy and preeclampsia. Am J Obstet Gynecol 117: 312–315

Laurell AB, Nilsson IM (1957) Hypergammaglobulinemia, circulating anticoagulant, and biological false positive Wasserman. J Lab Clin Med 49: 694–702

Lee LA, Coutler S, Erner S, Chu H (1987) Cardiac immunoglobulin deposition in congenital heart block associated with maternal anti-Ro autoantibodies. Am J Med 83: 793–796

Lockshin MD (1989) Pregnancy does not cause systemic lupus erythematosus to worsen. Arthr Rheum 32: 665–671

Lockshin MD, Gibovsky A, Peebles CL, Gigli I, Fotino M, Hurwitz S (1983) Neonatal lupus erythematosus with heart block: family sudy of a patient with SS-A and SS-B antibodies. Arthr Rheum 26: 210–213

Lockshin MD, Reinitz E, Druzin ML, Murrman M, Estes D (1984) Lupus Pregnancy. Case control prospective study demonstrating absence of lupus exacerbation during or after pregnancy. Am J Med 77: 893–898

Lockshin MD, Druzin ML, Quamar T (1989) Prednisone does not prevent recurrent fetal death in women with antiphospholipid antibody. Am J Obstet Gynecol 160: 439–443

Lubbe WF, Butter WS, Palmer JJ, Liggins GC (1983) Foetal survival after prednisolone suppression of maternal lupus anticoagulant. Lancet ii: 1361–1363

Lubbe WF, Liggins GC (1985) Lupus anticoagulant and pregnancy. Am J Obstet Gynecol 153: 322–327

Maddison PJ, Mogavero H, Provost TT, Reichlin M (1979) The clinical significance of autoantibodies to a soluble cytoplasmic antigen in SLE and other connective tissue diseases. J Rheumatol 6: 189–195

Mintz G, Niz J, Gutierrez G, Garcia-Alonsoa A, Karchmer S (1986) Prospective study of pregnancy in systemic lupus erythematosus. J Rheumatol 13: 732–739

Oken DE (1966) Chronic renal diseases and pregnancy: A review. Am J Obstet Gynecol 94: 1023–1043

Out HJ, Bruinse HW, Derksen RHWM (1991) Anti-phospholipid antibodies and pregnancy loss. Hum Reprod 6: 889–897

Parke A, Maier D, Wilson D, Andreoli J, Ballow M (1989) Intravenous gamma-globulin, anti-phospholipid antibodies, and pregnancy. Ann Intern Med 110: 495–496

Phillips PE (1975) The virus hypothesis in systemic lupus erythematosus. Ann Intern Med 83: 709–715

Roscove MH, Tabsh K, Wassersturm N, Howard P, Hahn BH, Kalunian KC (1990) Heparin therapy for pregnant women with lupus anticoagulant or anticardiolipin. Obstet Gynecol 73: 630–634

Runge HM, Röther E, DuBois A, Quaas L, Hillemanns HG (1990) Systemischer Lupus erythematodes und Schwangerschaft. Geburtsh Frauenheilk 50: 560–568

Schlotfeld TC, Carstensen MH, Hüneke B, Thiel HG, Maass H (1988) Systemischer Lupus erythematodes und Schwangerschaft. Perinatologisches Management. In: Alete Tagungsberichte, pp 95–98

Schumacher K (1982) Immunsuppressive Therapie der Autoimmunvasculitiden und Bindegewebserkrankungen. Deutsch Ärztebl 79: 37–45

Schneider M, Berning T, Waldendorf N, Glaser J, Gerlach U (1990) Immunoadsorbent plasma perfusion in patients with systemic lupus erythematosus. J Rheumatol 17: 900–907

Scott JS, Maddison PJ, Taylor PV, Esscher E, Scott O, Skinner RP (1983) Connective-tissue disease, antibodies to ribonucleoprotein and congenital heart block. N Engl J Med 309: 209–212

Scott JR, Branch DW, Kochenour NK, Ward K (1988) Intravenous immunoglobulin treatment of pregnant patients with recurrent pregnancy loss caused by antiphospholipid antibodies and Rh immunization. Am J Obstet Gynecol 159: 1055–1056

Sharon E, Jones J, Diamond H, Kaplan D (1974) Pregnancy and azathioprine in systemic lupus erythematosus. Am J Obstet Gynecol 118: 25–28

Siegel M, Gwon N, Lee SL (1969) Survivorship in systemic lupus erythematosus: relationships to race and pregnancy. Arthr Rheum 12: 117–120

Smolen JS, Steinberg AD (1981) Systemic lupus erythematosus and pregnancy: clinical, immunological and theoretical aspects. Progr Clin Biol Res 70: 283–302

Swaak AJG (1984) Pregnancy in systemic lupus erythematosus. Neth J Med 27: 84–89

Tan EM, Cohen AS, Fries JF, Masi AT, Meshane DJ, Rothfield NF, Schaller IG, Tolal N, Winchester RI (1982) The 1982 revised criteria for the classification of systemic lupus erythematosus. Arthr Rheum 25: 1271–1277

Tozman ECS, Urowitz MB, Gladman DD (1980) Systemic lupus erythematosus and pregnancy. J Rheumatol 7: 624–632

Varner MW, Meehan RT, Syrop CH, Strottman MP, Goplerud CP (1983) Pregnancy in patients with systemic lupus erythematosus. Am J Obstet Gynecol 145: 1025–1040

Wallenburg HCS, Dekker GA, Makowitz JW, Rotmans P (1986) Low-dose aspirin prevents pregnancy-induced hypertension and preeclampsia in angiotensin-sensitive primigravidae. Lancet i: 1–3

Wallenburg HCS, Rothmans N (1987) Prevention of recurrent idiopathic fetal grows retardation by low-dose aspirin and dipyridamole. Am J Obstet Gynecol 157: 1230–1235

Wapner RJ, Cowchock FS, Shapiro SS (1989) Successful treatment in two women with antiphospholipid antibodies and refractory pregnancy losses with intravenous immunoglobulin infusions. Am J Obstet Gynecol 161: 1271–1272

Watson RM, Lane AT, Barnett NK, Bias WB, Arnett FC, Provost TT (1984) Neonatal lupus erythematosus: A clinical, serological and immunogenetic study with review of the literature. Medicine 63: 362–378

Weinstein L (1982) Syndrome of hemolysis, elevated liver enzymes, and low platelet count: A severe consequence of hypertension in pregnancy. Am J Obstet Gynecol 142: 159–167

Zulman JI, Talal N, Hoffman GS, Epstein WV (1980) Problems associated with the management of pregnancies and patients with systemic lupus erythematosus. J Rheumatol 7: 37– $9

Zurier RB, Argyros TG, Urman JD, Warren J, Rothfield NF (1978) Systemic lupus erythematosus: Management during pregnancy. Obstet Gynecol 51: 178–180

Das HELLP-Syndrom

A. Hettenbach

Weinstein beschrieb 1982 ein Syndrom bei Schwangeren, die einen akuten Thrombozytensturz boten, wobei sich zugleich ein Hämoglobinabfall und ein Transaminasenanstieg einstellte. Er bezeichnete diese Trias, die er vor allem bei schwer kranken Patientinnen beobachtete, als HELLP-Syndrom, wobei dieser eindrückliche Terminus aus den Leitsymptomen des Syndroms, der Hämolyse (H), den erhöhten Leberwerten (elevated liver enzymes (EL) und den erniedrigten Plättchenzahlen (low platelets) zusammengesetzt ist.

Man kann davon ausgehen, daß das Syndrom, wenngleich es als solches erst vor einem Jahrzehnt beschrieben wurde, wahrscheinlich schon immer bei Schwangeren aufgetreten ist, vor der Erstbeschreibung durch Weinstein (1982) aber unter anderen Diagnosen wie zum Beispiel als hämolytisch-urämisches Syndrom behandelt wurde.

Ein Zusammenhang mit der EPH-Gestose wird zunehmend diskutiert und ist wohl auch anzunehmen (Harms et al. 1991, RATH et al. 1991). So sind die bekannten klinischen Zeichen der schweren Präeklampsie wie Blutdruckerhöhung, Proteinurie und Olgigurie, zerebrale Störungen und Lungenödem in variablen Kombinationen im Zusammenhang mit den HELLP-Syndromen zu beobachten (Tabelle 1). Im Gegensatz zur Präeklampsie stehen jedoch nicht Hypertonie, Ödeme oder Proteinurie, sondern vor allem die abnormen Funktionen des hämatologischen, hepatischen und renalen Systems im Vordergrund des klinischen Erscheinungsbildes.

Bevor in den vergangenen Jahren die Sensitivität der Ärzte durch die zunehmende Zahl von Veröffentlichungen zum HELLP-Syndrom geschärft wurde, erfolgte die Zuweisung der Schwangeren häufig erst in einem sehr fortgeschrittenem Krank-

Tabelle 1. Klinisch registrierte Symptome bei 47 HELLP-Syndromen zum Zeitpunkt der Diagnosestellung (Mehrfachnennungen möglich)

Proteinurie	22/47
Hypertonie	21/47
Oberbauchschmerzen	16/47
Übelkeit	15/47
Oedeme	15/47
Hyperreflexie	8/47
harter Unterbauch	7/47
Kopfschmerzen	7/47
Sehstörungen	5/47

heitsstadium in die geburtshilflichen Abteilungen. Die initialen Symptome der Erkrankung führten oft zu Fehldeutungen der Situation.

Idiopathische Thrombozytenstörungen, Erkrankungen von Leber und Niere, Oberbauchbeschwerden im Epigastrium oder über der Leber, Übelkeit, Erbrechen oder allgemeines Unwohlsein wurden als Symptome internistischer Erkrankungen interpretiert und führten zu Einweisungen in entsprechende Abteilungen, die dann die Abklärung der Leitsymptome durchführten. So war nicht selten eine Schwangere mit Oberbauchbeschwerden, bevor sie in die Gynäkologie weitergeleitet wurde, bereits einer eingehenden internistischen Diagnostik der Oberbauchsymptomatik unterzogen worden oder sie lag wegen intestinaler Beschwerden mit Verdacht auf eine gastrointestinalen Erkrankung Beobachtung in der Chirurgie.

Andere Patientinnen erreichen die geburtshilflichen Abteilungen über die Neurologie, weil starke Kopfschmerzen oder neurologische Ausfälle zur Einweisung in die entsprechenden Fachabteilungen führten.

Früher fielen die HELLP-Patientinnen initial eher selten durch geburtshilfliche Probleme auf. Unspezifische Unterbauchbeschwerden wie Druck im Unterbauch, vorzeitige Wehen oder das Gefühl, daß sich der Bauch zunehmend verhärtete, waren oft Anlaß zur Vorstellung in der Klinik. Nicht selten versteckte sich hinter diesen Beschwerden eine beginnende Lösung der Plazenta.

Im fortgeschrittenen Stadium sind geburtshilfliche Blutungen, begleitet von Gerinnungsstörungen, wie die dissiminierte intravasale Gerinnung, Leberrupturen und ein akutes Nierenversagen als Leitsymptome zu beobachten (Sibai et al. 1986).

Pathologie und Klinik

Das HELLP-Syndrom entwickelt sich selten aus „aus heiterem Himmel". Bei genauer Exploration der Anamnese fielen bei der Mehrzahl der Patientinnen unseres Krankengutes Symptome auf, die mit der Entwicklung einer Schwangerschaftsgestose in Einklang zu bringen waren. So fand sich im Mutterpaß häufig eine pathologische Gewichtszunahme, beginnende Ödeme, grenzwertige oder auch erhöhte Blutdruckwerte beziehungsweise eine erhöhte renale Eiweißausscheidung.

Die Mehrzahl der Patientinnen mit HELLP-Syndrom bietet zum Zeitpunkt der stationären Aufnahme ein diffuses Krankheitsbild, das von allgemeinem Unwohlsein, rezidivierenden Kopfschmerzen, Übelkeit mit oder ohne Erbrechen und heftigen epigastrischen oder rechtsseitig betonten Oberbauchschmerzen gekennzeichnet ist. Die Palpation des Abdomens ergibt meist eine sehr druckempfindliche Leber. Die Transaminasen, vor allem GPT und GOT, steigen innerhalb kurzer Zeit erheblich an und lassen sich auf Leberzelluntergänge und eine Hämolyse zurückführen. Wahrscheinlich sind die rechten Oberbauch betonten Schmerzen Korrelat einer Leberschwellung, welche durch Obstruktion des Blutflusses durch Fibrinablagerungen in den Sinusoiden entsteht. Im Zusammenhang mit der Leberschwellung werden auch ausgeprägte subkapsuläre Blutungen beschrieben (Weinstein 1985, Volz et al. 1992). Die Ablagerung von Thrombozytenaggregaten dürfte auch an der häufig zu beobachtenden Einschränkung der Nierenfunktion bis zur Oligo- oder Anurie beteiligt sein.

Aus der Hämolyse resultiert eine mikroangiopathische hämolytische Anämie. Die Ursache der Hämolyse ist nicht klar. Ebensowenig ist bekannt, ob die Fragmentation der roten Blutzellen durch ein primäres, möglicherweise immunologisches Geschehen ausgelöst wird, das am Anfang der pathogenetischen

Kette steht oder ob sich um die Folge vaskulärer Intimaschäden und netzförmiger Fibrinausfällungen handelt, die zur Fragmentation der Erythrozyten führen (Brain et al. 1962). Bei der Hämolyse freigesetzte Phospholipide unterstützen dabei die intravasale Gerinnung vor allem durch Induktion der Thrombozytenaggregation. Im peripheren Blutausstrich finden sich Fragmentozyten und eine Polychromasie.

Bei ausgeprägter Hämolyse, die sich auch in der Färbung des zentrifugierten Plasmas zeigt, ist bisweilen ein deutlicher Bilirubinanstieg zu beobachten, der fast ausschließlich durch die Zunahme des indirekten Bilirubins entsteht. Nicht selten findet sich auch ein LDH-Anstieg, der allerdings auch zum Teil durch die Leberfunktionsstörung bedingt ist. In der Schwangerschaft sind LDH-Werte bis zu 350 U/l normal. LDH-Werte über 600 U/l können jedoch oft in Verbindung mit HELLP-Syndromen beobachtet werden SHIBAI et al. (1986).

Im Frühstadium können HELLP-Syndrome auch ohne eine manifeste Anämie oder einen Bilirubinanstieg auftreten. Als erster Hinweis für die beginnende Hämolyse fällt der Abfall des α2-Plasmaproteins Haptoglobulin (Poldre 1987) auf, das mit freiem Hämoglobin einen Komplex bildet, der durch das retikuloendotheliale System entfernt wird. Ein niedriger Haptoglobulinspiegel ist daher ein sensitiver Indikator für einen intravasalen Erythrozytenuntergang. Übersteigt das durch die intravasale Hämolyse freigesetzte Hämoglobin die Haptoglobinbindungskapazität, dann wird das im Plasma nachweisbare freie Hämoglobin in den Häm und den Globulinanteil dissoziiert. Die dabei entstehenden Hämatinderivate werden mit großer Affinität an Hämopexin gebunden. Noch vor einem Bilirubinanstieg kann durch die Messung des abfallenden Haptoglobulin, beziehungsweise durch den Nachweis von freiem Hämoglobin oder von ansteigendem Hämopexin eine intravasale Hämolyse frühzeitig nachgewiesen werden.

Der aktue Thrombozytenabfall beim HELLP-Syndrom ist wahrscheinlich Folge eines erhöhten peripheren Plättchenumsatzes bei verkürzter Lebenszeit der Thrombozyten oder gesteigerter Adhäsion der Plättchen an Kollagen von geschädigten Gefäßwänden (Weinstein 1985). So läßt sich in Knochenmarkspunktaten oft eine Zunahme der Megakaryozyten nachweisen, die auch mitunter im peripheren Blutausstrich zu finden sind (Gibson et al. 1982).

Die plasmatische Gerinnung zeigt im Gegensatz zur thrombozytären Gerinnung beim HELLP-Syndrom keine wesentlichen Auffälligkeiten. Die Werte von PTT, PTZ und Fibrinogen bewegen sich im allgemeinen innerhalb der Normgrenzen. Die Fibrinogenspaltprodukte im Plasma können zum Teil leicht erhöht sein, so daß eine geringe Steigerung der intravasalen Gerinnung möglich ist (Killam et al. 1975, Goodlin et al. 1978, Thiagarajah et al. 1984). Die meist kaum erhöhten Fibrinogenspaltprodukte und das Fehlen einer Hypofibrinogenämie weisen darauf hin, daß die Thrombozytopenie kaum mit einer plasmatischen Gerinnungsstörung zusammenhängt (Pritchard et al. 1976).

Möglicherweise kommt einem Ungleichgewicht zwischen Prostacyklinen und Thromboxan eine Schlüsselfunktion zum Verständnis der Pathogenese des Krankheitsbildes zu. So konnten von Remuzzi et al. (1980a) eine durch verminderte Bildung oder beschleunigten Umsatz bedingte erniedrigte Plasmakonzentration von Prostacyclinen bei Patientinnen mit Hellp-Syndrom nachweisen. Die im Endothel gebildeten Prostacycline hemmen die Thrombozytenaggregation. ein relativer Mangel führt daher zu gesteigerter Adhäsivität und Aggregabilität der Thrombozyten und kann somit zur Thrombopenie führen.

Für den aktuen Plättchenabfall dürfte jedoch die Induktion der Thrombozytenaggregation durch das Thromoxanübergewicht das größte Gewicht besitzen. (Green et al. 1978, Chong et al. 1983). Der direkte Nachweis der Aktivierung der Thrombozyten ist aufgrund der oft extrem niedrigen Plättchenzahl bei solchen Patientinnen kaum möglich. Beim Zusatz von gewaschenen Thrombozyten zum Plasma von Hellp-Patientinnen lassen sich jedoch turbidimetrisch Hinweise für eine Plättchenaktivierung finden, die wohl auf eine massive Freisetzung von Thromboxan zurückzuführen ist. Thromboxan wird bei Schwangeren außer in den Thrombozyten vor allem in der Decidua synthetisiert.

In diesem Zusammenhang ist von außerordentlicher Bedeutung, daß sich das Hellp-Syndrom, ebenso wie die EPH-Gestose nicht nur prä- oder intrapartal, sondern auch noch nach der Entbindung des Kindes manifestieren kann (Bischofberger u. Diehl 1991). Auch die Beobachtung, daß vermehrt vorzeitige Placentalösungen beim HELLP-Syndrom zu finden sind, verdient besondere Beachtung. Es ist daher vorstellbar, daß an der feto-maternalen Membran lokal wirkende Gewebshormone wie Thromboxan freigesetzt werden, die im Zusammenhang mit der Entwicklung des Krankheitsbildes stehen.

Bei normalen Schwangerschaften dürfte der lokalen Thromboxanfreisetzung bei der Lösung der Placenta die Schlüsselstellung zur uterinen Blutstillung zukommen, da Thromboxan nicht nur der potenteste Thrombozytenaggregator ist, sondern auch ausgeprägte Gefäß- und Uteruskontrahierende Eigenschaften besitzt.

Bei den Patientinnen mit HELLP-Syndrom findet wahrscheinlich ebenso wie bei der EPH-Gestose die Voraussetzung zur Genese der Erkrankung bereits in einem sehr frühen Schwangerschaftsstadium, nämlich zum Zeitpunkt der Trophoblastinvasion, statt. Durch die mangelhafte Invasion des Trophoblasten in die maternalen Spiralarterien befinden sich diese in einem nicht relaxierten Zustand. Trophische Störungen an der fetomaternalen Membran können dann zu einer Destabilisierung lysosomaler Enzyme der Deciduazellen führen, in deren Folge eine massive deciduelle und amniale Thromboxanfreisetzung stattfindet.

Überlegungen zur Therapie

Zur Therapie des HELLP-Syndroms sind spezifische Maßnahmen derzeit noch nicht sicher verfügbar, da die Ätiologie der Erkrankung noch nicht geklärt ist. Generell ist festzustellen, daß die kurative Therapie der Erkrankung in der Entbindung der Patientin besteht. In keinem Fall darf der Versuch unternommen werden, die Schwangerschaft weiter zu verlängern, wenn der mütterliche Gesundheitszustand durch eine schnelle Progression des Schweregrades der Symptomatik bedroht wird. Die Entbindung sollte vor allem dann unverzüglich erfolgen, wenn
- sich der mütterliche Zustand rasch verschlechtert
- die Erkrankung vor der 30. SSW eintritt (schlechte kindliche Prognose)

- wenn der kindliche Zustand in utero nach der 30. SSW bedrohlich erscheint.
- und bei nachgewiesener kindlicher Reife
 (< 2 500 g < 36 SSW).

Die Entscheidung über den Weg der Entbindung hängt sowohl vom mütterlichen und fetalen Zustand sowie der kindlichen Reife ab. Eine Korrelation zwischen mütterlichen und fetalen Thrombozytenwerten besteht nach unseren Erfahrungen nur in Einzelfällen. Andere Autoren beschreiben allerdings bei bis zu 20 % der Kinder neonatale Thrombozytopenien (Thiagarajah et al. 1984, Weinstein 1985, Ramanathan et al. 1988). Eine Zählung der fetalen Thrombozyten zur Entscheidung des Entbindungsmodus würde eine Nabelschnurpunktion erforderlich machen, die in der bestehenden Situation kaum praktikabel ist.

Man wird sich daher in der überwiegenden Anzahl der Fälle, insbesondere bei ausgeprägter mütterlicher Thrombopenie, zur Schnittentbindung entschließen, da bei Thrombozytenzahlen unter 100 000/ml vermehrt mit perinatalen intrazerebralen Blutungen bei vaginaler Entbindung zu rechnen ist, die durch eine schonende Schnittentbindung vermeidbar. Insgesamt ist mit einer Schnittentbindungsfequenz von 70 % zu rechnen (Weinstein 1985).

Bei Zustand nach Sectio wurden erhebliche unstillbare Blutungen des Uterus beschrieben, die zu einer Hysterektomie zwangen (Dadak et al. 1986). Nicht selten sind auch, vor allem beim ausgeprägtem Krankheitsbild Hämotombildungen, vor allem retrofascial zu beobachten. Zur Prävention von Einblutungen in die Bauchdecke ziehen wir daher beim manifesten HELLP-Syndrom im Falle einer Schnittentbindung die Eröffnung der Bauchdecken durch Längsschnitt vor.

Die Tatsache, daß zunehmend Patientinnen im Frühstadium des Syndroms erkannt werden, bietet in entsprechend gelagerten Fällen, die Möglichkeit eines Therapieversuches des HELLP-Syndroms bei weiter bestehender Gravidität. Bei entbundenen Patientinnen läßt sich die Ausprägung des Syndroms und die Dauer der instabilen Phase ebenfalls deutlich beeinflussen. Naturgemäß stehen bei postpartalen Patientinnen breitere Spektren der therapeutischen Möglichkeiten zur Verfügung.

Allgemeine Grundsätze

Unabhängig davon, ob die Entbindung der Patientin unverzüglich stattfindet oder ob versucht wird, zur Verbesserung der kindlichen Überlebenschance die Gravidität noch zu verlängern, muß bei Patientinnen mit HELLP-Syndrom ebenso wie bei der EPH-Gestose eine Intensivüberwachung erfolgen, welche vor allem wegen der sich zum Teil drastisch entwickelnden Störungen der Blutgerinnung, sowie der Hämolyse notwendig ist. Daher sind regelmäßige Kontrollen von PTT, PTZ, Quick, Fibrinogen FDP, Thrombozyten, Hb, Hk, direktem und Gesamtbilirubin anzusetzen.

Das weitere klinische Vorgehen sollte dem bei der EPH-Gestose gleichen. Ein zentraler Zugang, ein kontinuierliches Monitoring der Herz-Kreislauf- und Atmungsfunktionen sowie eine transurethrale Harnableitung zur Kontrolle der Nierenfunktion sollten in jedem Fall erfolgen. Bei den Patientinnen findet sich oft trotz ausreichender Flüssigkeitszufuhr eine eingeschränkte Ausscheidung, die durch Furosemid oder besser durch eine Dopamininfusion stimuliert werden sollte.

Aufgrund dieser verminderten Ausscheidung neigen die Patientinnen wohl auch durch die erhöhte Membranpermeabilität bei Gestosen zu Lungenödemen und zu Ergußbildungen. Im übrigen sollte die antihypertensive Therapie bei Schwangeren, falls erforderlich, mit Hydralazin bzw. Urapidil i. v. oder α-Methyldopa wie bei der EPH-Gestose erfolgen. Bei entbundenen Patientinnen stehen alle gängigen Antihypertensiva zur Verfügung, wobei auf mögliche Interaktionen mit anderen Medikamenten zu achten ist.

Bietet die Patientin eine zerebrale Anfallsymptomatik oder eine zunehmende Bewußtseinstrübung, so muß auf die Entwicklung eines Hirnödems und auf die Entstehung von Hirnvenensinusthrombosen oder petechialen cerebralen Blutungen geachtet werden. Während sich die Diagnose des Hirnödems anhand des Augenhintergrundes durch eine Stauungspapille zu diagnostizieren ist, sind Hirnvenensinusthrombosen oder Hirnblutungen am gefahrlosesten durch Kernspintomographie zu sichern.

Mit großer Aufmerksamkeit muß auch jeder Hb-Verlust beobachtet werden, um Blutungen in die Leberkapsel, intraperitoneal und in die Bauchdecken nicht zu übersehen, wobei regelmäßige Ultraschallkontrollen sinnvoll sind.

Magnesiumtherapie

Magnesium wirkt in hohen Dosen ähnlich wie Prostacyclin hemmend auf die Thrombozytenaggregation (Hettenbach et al. 1988) und fördert die Prostacyclinbildung. Außerdem hat Magnesium als Calciumantagonist sowohl uterusrelaxierende als auch blutdrucksenkende Wirkungen. Da die Patientinnen oft eine Hyperreflexie bieten, haben wir die intravenöse Magnesiumapplikation als Standart in die Behandlung des HELLP-Syndroms integriert. Als Anfangsdosis ist die stündliche Zufuhr von 1 g $MgSO_4$ sinnvoll, wobei ein Plasmaspiegel von Magnesium um 2 mmol/l angestrebt werden sollte. Eine Überdosierung, die durch die Einschränkung der Nierenfunktion möglich werden kann, ist am Besten durch das Messen der Plasmakonzentration von Magnesium zu kontrollieren. Ansonsten ist die Abschwächung der Reflexe Hinweis für eine beginnende Hypermagnesiämie, die wegen der Möglichkeit der Atemdepression vermieden werden sollte.

Heparinisierung

Eine low dose Heparinisierung ist in Abhängigkeit von den Thrombozytenwerten zu überlegen, um eine mögliche plasmatische Gerinnungssteigerung zu kupieren. Die Dosis sollte aber nicht über 5000 I.E./24 h liegen. Unser Vorgehen sieht eine niedrig dosierte Heparingabe mit 100 I.E. Stunde vor.

Corticosteroide

Bei unreifem aber lebensfähigen Kind wird bei stabilem maternalem Zustand die Gabe von Corticosteroiden wie Betamethason 4 × 8 mg über 48 Stunden empfohlen. Manche Patientinnen reagieren, wie wir auch beim eigenen Krankengut beobachten konnten, mit einem deutlichen Anstieg der Thrombozyten, der auch von einer Verbesserung der Leberwerte begleitet sein kann (Goodlin 1976, Thiagarajah et al. 1984). Wir konnten auch durch die Gabe von 250 mg Urbason postpartal eine ähnliche Verbesserung der Thrombozytenzahlen beobachten, wobei sich in diesen Fällen auch häufig der klinische Zustand rasch verbesserte.

Immunglobuline

Verlaufsvergleiche zu klinischen Bildern wie der Heparin-induzierten Thrombopenie, der idiopathisch thrombozytopenischen Purpura oder den hämolytisch – urämischen Syndrom machen die Verwandtschaft des HELLP-Syndroms zu diesen mikrovaskulären Angiopathien, die ebenfalls mit Hämolyse und Thrombopenie einhergehen wahrscheinlich. Möglicherweise stellen diese Syndrome nur verschiedene Verlaufsformen derselben Krankheit dar (Remuzzi et al. 1980b, Bukowski 1982).

In Anlehnung an die Therapie derartiger Krankheitsbilder haben wir Schwangere mit Immunglobulinen in einer Dosierung von 0,4 g/kg/Tag über 5 Tage behandelt. In unterschiedlichem Maße konnten bei den Patientinnen Verbesserungen der Thrombozytenzahlen, die mit einer Abschwächung der klinischen Symptomatik verbunden waren, beobachtet werden.

Wenngleich bisher noch keinerlei gesicherte Beweise für eine immunologische Genese des HELLP-Syndroms vorliegen, so ist dennoch die Vorstellung, daß zirkulierende Immunkomplexe als Ausgangspunkt für das HELLP-Syndrom eine Rolle spielen könnten, zu diskutieren. Diese Immunkomplexe könnten durch Anlagerung an die Erythrozytenmembran für die Hämolyse verantwortlich sein. Außerdem ist eine immunogene Schädigung des Endothels vorstellbar.

Cyclooxygenasehemmer

Die Vorstellung, daß bei der Entwicklung des Krankheitsbildes der EPH-Gestose erhöhte Thromboxankonzentrationen eine wichtige, wenn nicht sogar die ausschlaggebende Rolle spielen sollen, hat zu vermehrten klinischen Versuchen geführt, Cyclooxygenasehemmer zur Therapie einzusetzen. Zunehmend zeigen diese klinischen Studien, daß durch die frühzeitige Applikation von Acetylsalizylsäure die Entwicklung der EPH-Gestose günstig beeinflußt werden kann. Positive Einflüsse auf das Krankheitsbild wurde auch von Fällen mit Heparin induzierter Thrombopenie (HIT) berichtet, wobei in Einzelfällen durch die Blockade der Cyclooxygenase die Normalisierung der Thrombozyten bei diesen Krankheitsbildern erreicht werden konnte (Myers 1981, Brace et al. 1986).

In Anlehnung an diese Beobachtungen haben wir begonnen, bei HELLP-Syndromen postpartal zur Blockade der Thromboxanbildung niedrig dosiert Cyclooxygenasehemmer einzusetzen. Initial kam vor allem Indomethacin 100 mg rectal zum Einsatz. Bei einer postpartalen Patientin, die auf eine Plasmapherese eine Verbesserung des klinischen Zustandes zeigte, beobachteten wir nach der Zufuhr von Thrombozytenkonzentraten wieder eine volle Ausprägung des Syndroms mit akutem Abfall der Plättchen. Nach erneuter Plasmapherese wurde die Thrombozytengabe erst nach zuvoriger Indomethacinapplikation durchgeführt, wobei die Thrombozyten nach Konzentratzufuhr keinen Abfall mehr boten. Da postpartal bei allen Patientinnen auch ohne Therapie mit einer Erholung der Thrombozyten zu rechnen ist, haben wir die zeitlichen Verläufe der Thrombozytenzahlen bei Patientinnen mit und ohne Indomethacin verglichen und eine deutliche Beschleunigung der Normalisierung der Plättchenzahlen von 7 auf 4 Tage nach der Entbindung beobachten können.

Plasmaaustauschtransfusionen

Ausgehend von der Überlegung, daß zirkulierende Immunkomplexe für die Pathogenese des HELLP-Syndroms verantwortlich sind, kann bei besonders schwerwiegenden Fällen in der postpartalen Phase die Möglichkeit von Plasmaaustauschtransfusionen erwogen werden, wobei gute therapeutische Erfolge beschrieben wurden (Kris et al. 1981, Weinstein 1985). Das

Prinzip dieser Therapie beruht mit großer Wahrscheinlichkeit auf einem Verdünnungseffekt der die Thrombozyten aggregierenden Stoffe im Plasma. Allerdings scheint diese Methode ausschließlich auf die postpartale Therapie beschränkt zu sein, da durch die Verdünnung der Schwangerschaftshormone ein negativer Einfluß auf das Kind vorstellbar ist. In der Literatur sind dennoch Einzelfälle von Plasmapherese in der Schwangerschaft beschrieben worden, die ohne einen schädlichen Einfluß auf das Kind blieben.

Zufuhr von Blutbestandteilen

Infusionen von Thrombozytenkonzentraten sind bei Plättchenwerten unter 20 000/ml sinnvoll. Die Möglichkeit der Cyclooxygenaseblockade zum Schutz der zugeführten Thrombozyten, die z. B. durch ADP oder Kollagen noch in der Aggregation induziert werden können, wurde bereits erwähnt. Die Gabe von fresh frozen Plasma sollte ebenso wie die Transfusion von Erythrozytenkonzentraten vom klinischen Bild abhängig gemacht werden. Bei einem kontinuierlichen Abfall des Hämoglobins ist neben der Hämolyse als weitere Ursache, vor allem bei ausgeprägter Thrombopenie noch die Möglichkeit einer intraabdominalen oder subfascialen Hämorrhagie zu bedenken. Die Zufuhr von AT III sollte auch bei niedrigen Plasmakonzentrationen bei ausgeprägter Thrombopenie nicht erfolgen, da die Auslösung unstillbarer Blutungen möglich ist.

Literatur

1. Bischofsberger K, Diehl S.: HELLP-Syndrom-postpartal.
2. Brain MC, Dacie JV, Hourihane DOB (1962) Microangiopathic hemolytic anemia: The possible role of vascular lesions in pathogenesis. Br J Hematol 8: 352
3. Brace LD, Issleib S, Fareed J (1986) Heparin induced platelet aggregation is inhibited by antagonists of the thromboxane pathway. Thrombosis research 44: 417
4. Bukowski RM (1982) Thrombotic thrombopenic purpura: A review. Progress in Hemostasis, 6: 287.

5. Chong BH, Pitney WR, Castaldi PA Heparin-induced thrombocytopenia: association of thrombotic complications with heparin-dependent IgG antibody that induces thromboxane synthesis and platelet aggregation.

6. Dadak C, Feiks A, Lasnik E (1986) Das HELLP-Syndrom: Eine seltene, bedrohliche Komplikation bei Präeklampsie. Geburtsh. u. Frauenheilk. 46: 637

7. Gibson B, Hunder D, Neame PB (1982) Thrombocytopenia in preeclampsia and eclampsia: Semin Thromb Hemostat 8: 234.

8. Goodlin R (1976) Severe preeclampsia: another great imitator. Am J Obstet Gynecol 125: 747

9. Goodlin R, Cotton DB, Haesslein HC (1978) Severe edema-proteinuria-hypertension gestosis. Am J Obstet Gynecol 132: 595

10. Green D, Harris K, Reynolds N, Roberts M, Patterson R (1978) Heparin immune thrombozytopenia: evidence for a heparin-platelet complex as the antigenic determinant. J Lab Clin Med 91: 167

11. Harms E, Bähr M, Klöck FK (1991) Das HELLP-Syndrom – eine schwere Komplikation der Gestose. Z Geburtsh u Perinat 195: 187

12. Killam AP, Dillard SH, Patton RD, Pederson PR (1975) Pregnancy induced hypertension by acute liver disease and disseminated intravascular coagulation. Am J Obstst Gynecol 123: 823

13. Kris M, White DA (1981) Treatment of severe eclampsia by plasma exchange. Plasma therapy 1: 143

14. Hettenbach A, Patscheke H (1988) Beeinflussung der Thrombozytenfunktion in vitro und ex vivo durch Magnesium. In: Weidinger H (Hrsg.) Magnesium in Klinik und Forschung. MWP-Verlag, München 224.

15. Myers TJ (1981) Treatment of thrombotic thrombopenic purpura with combined exchange plasmapheresis and antiplatelet agents. Semin-Thromb Hemostas 7: 37

16. Pritchard JA, Cunningham FG, Mason RA (1976) Coagulation changes in eclampsia: their frequency and pathogenesis. Am J Obstet Gynecol 124: 855

17. Poldre PA (1987) Haptoglobuline helps diagnose the HELLP-Syndrome. Am J Obstet Gynecol 157: 1267

18. Ramanathan J, Khalil M, Sibai BM, chauhan D (1988) Anesthetic management of the syndrome of hemolysis, elevated liver enzymes ans low platelet count (HELLP) in severe preeclampsia. Regional anesthesia 13: 20

19. Rath W, Wieding JU, Kuhn W (1991) Neue Erkenntnisse über hämostaseologische Veränderungen bei Gestose und HELLP-Syndromen für die klinische Praxis. Geburtsh. u. Frauenheilk. 51: 741

20. Remuzzi G, Marchesi D, Zoja C (1980a) Reduced umbilical and placental vascular prostacyclin in severe preeclampsia. Prostaglandins 20: 105

21. Remuzzi G, Misiani R et al. (1980b) Prostacyclin and thrombotic microangiopathy. Semin Thromb Hemostas 6: 391

22. Sibai BM, Taslimi MM, El-Nazer A et al. (1986) Maternal-perinatal outcome associated with the syndrome of elevated liver enzymes and

platelets in severe preeclampsia – eclampsia. Am J- Obstet Gynecol 155: 501

23. Thiagarajah S, Bourgeois FJ, Harbert GM, Caudle MR (1984) Thrombo-zytopenia in preeclampsia: Associated abnormalities and management principles. Am J Obstet Gynecol 150: 1
24. Volz J, Volz E, Keckstein J (1992) Spontanruptur der Leber bei HELLP-Syndrom. Geburtsh. u. Frauenheilk. 52: 152
25. Weinstein L (1982) Syndrome of hemolysis, elevated liver enzymes and low platelet count: A severe consequence of hypertension in pregnancy. Am J Obstet Gynecol 142: 159
26. Weinstein L (1985) Peeclapmsia/Eclampsia with hemolysis, elevated liver enzymes and thrombzytopenia. Obstet Gynecol 66: 657

Anti-idiotypische Regulation materno-fetaler Immunreaktionen

Ch. J. THALER

Einleitung

Während der menschlichen Schwangerschaft reift die fetoplazentare Einheit innerhalb des immunokompetenten Organismus der haplodifferenten Mutter heran. Trotz dieser scheinbaren Konfliktsituation für das Immunsystem der Mutter kommt es im Regelfall während der Dauer von 40 Wochen nicht zur Abstoßung der Schwangerschaft. Es scheint interessant, die Möglichkeit einer spezifischen Regulation materno-fetaler Immunreaktionen zu beleuchten.

Im vorliegenden Kapitel werden Ergebnisse zusammengefaßt, die eine Regulation der mütterlichen Immunantwort gegen den Trophoblasten im Rahmen des sogenannten anti-idiotypischen Netzwerks nahelegen. Es wird dazu zunächst auf die verschiedenen Grenzflächen zwischen Mutter und fetoplazentarer Einheit eingegangen. Diese Grenzflächen, die alle von einem spezialisierten Gewebe, dem Trophoblasten gebildet werden, stellen das morphologische Substrat des maternofetalen Kontaktes dar. Strenggenommen wird hier also die Regulation materno-extraembryonaler Immunreaktionen analysiert. Es wird zunächst auf die Zielantigene des Trophoblasten eingegangen. Hierzu werden Daten aus dem vergangenen Jahrzehnt übersichtsweise zusammengefaßt. Daran anschließend wird gezeigt, daß Antikörper gegen den Trophoblasten während der normalen Schwangerschaft durch antiidiotypische Antikörper moduliert werden. In diesem Abschnitt wird auch auf die Grundprinzipien des idiotypisch-antiidiotypischen Netzwerks eingegangen. Abschließend wird aus den vorgelegten Daten ein Konzept für die Immunbiologie der normalen und der gestörten Schwangerschaft entwickelt. In diesem Zusammenhang werden einige therapeutische

Ansätze für bestimmte Formen von rezidivierenden Spontanaborten diskutiert.

Morphologische Substrate des materno-fetalen Kontakts

Trotz des intensiven Substanzaustausches zwischen Mutter und Fetus kommt es während der menschlichen Schwangerschaft im Regelfall zu keinem direkten Kontakt zwischen mütterlichem Organismus und fetalem Gewebe. Bei der hämochorialen menschlichen Plazenta findet dieser Kontakt ausschließlich zwischen Mutter und den spezialisierten extraembryonalen Strukturen des Trophoblasten statt [1]. Der Trophoblast stammt in seiner Erbsubstanz ebenso wie der Fetus mit einem haploiden Chromosomensatz vom Vater ab. Die Funktion des Trophoblasten und damit auch die Expression spezifischer Antigene unterliegt partiell, nach neueren Untersuchungen möglicherweise sogar überwiegend der Kodierung durch paternales Erbgut. Der Trophoblast steht damit für Untersuchungen zur Immunbiologie der Schwangerschaft im Zentrum des Interesses. Innerhalb der hämochorialen Plazenta existieren vier spezialisierte Subpopulationen von Trophoblasten, die sich in ihrer Lokalisation, in ihrer biochemischen Aktivität und in ihrer Antigenpräsentation unterscheiden [9]:

1. Reife Chorionzotten bestehen aus fetalen Stammgefäßen, die zunächst von Bindegewebe und von einer Schicht aus Zytotrophoblasten umgeben werden. Die Begrenzung der Chorionzotten gegenüber dem intervillösen Raum wird dann durch den multinukleären Synzytiotrophoblasten gebildet (Abb. 1a). die apikale Membran dieser Struktur, die ihre Oberfläche durch eine Vielzahl von Mikrovilli noch weiter vergrößert, steht in dauerndem Kontakt mit mütterlichem Blut. Abschnürungen der Synzytiotrophoblastmembran (STM) können in den venösen Schenkel der maternalen Zirkulation gelangen und sammeln sich somit im Kapillarsystem der Lungen an. Die Exposition gegenüber STM ist also nicht auf den Uterus beschränkt, vielmehr wird der mütterliche Organismus systemisch mit Trophoblastantigenen konfrontiert.

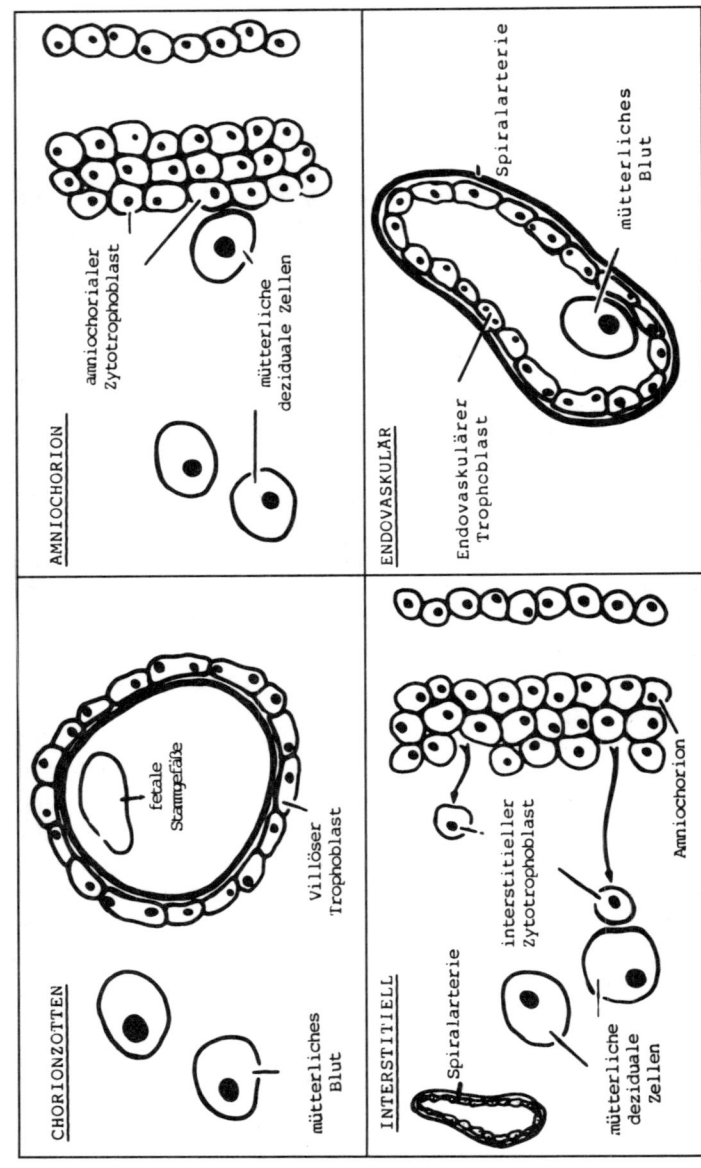

Abb. 1. Die vier Subpopulationen des Trophoblasten in der hämochorialen Plazenta des Menschen

2. Im Gegensatz zum Synzytiotrophoblasten, der in direktem Kontakt mit mütterlichem Blut steht, breitet sich eine andere Subpopulation des Trophoblasten direkt in mütterliches Gewebe aus. Die interstitiellen Trophoblastzellen verlassen an den Verankerungsstellen mit der Basalplatte die Säulen von Zytotrophoblasten. Interstitieller Trophoblast infiltriert die Dezidua und kann tief in das Myometrium einwandern (Abb. 1 b). Daraus resultiert ein direkter, unmittelbarer Kontakt zwischen genetisch haplodifferenten Zellen.
3. Eine dritte Subpopulation von Zytotrophoblasten wandert zu den uterinen Spiralarterien und dringt in diese ein. Dort verdrängen Zytotrophoblasten in zunehmendem Maße das mütterliche Endothel und ersetzen dieses. Diese Invasion von endovaskulärem Trophoblasten beginnt in ihrer frühen ersten Welle unmittelbar nach der Implantation. Auf seinem Weg in die Plazenta kommt mütterliches Blut somit zunächst in Kontakt mit endovaskulärem Trophoblasten. Der endovaskuläre Trophoblast stellt also die erste Kontaktstelle zwischen mütterlichem Blut und extraembryonalen Antigenen dar.
4. Zusätzlich zur Implanationsstelle der Plazenta, ist die gesamte innere Oberfläche des Uteruscavums von der amniochorialen Membran ausgekleidet. Diese Membran entsteht in der frühen Schwangerschaft aus der Fusion von Amnion und chorialem Zytotrophoblasten. Die Schicht zwischen Zytotrophoblasten des Amniochorions und der Dezidua stellt also eine weitere ausgedehnte Kontaktfläche zwischen Trophoblast und mütterlichem Gewebe dar.

Zusammenfassend ergibt sich aus der Unmittelbarkeit der Kontakte zwischen der Mutter und dem Trophoblasten eine Vielzahl von Möglichkeiten für afferente und efferente immunologische Reaktionen gegen paternale Trophoblast-Antigene.

Trophoblast-Lymphozyten-kreuzreagierende (TLX) Antigene

Anfang der 80iger Jahre fiel auf, daß eine Gruppe von Patientinnen mit rezidivierenden Spontanaborten (RSA) zytotoxische Antikörper gegen die Lymphozyten ihrer Partner produzieren [5,

6]. Bei der näheren Analyse dieser Antikörper zeigte sich, daß sie nicht gegen die klassischen humanen Leukozytenantigene (HLA) gerichtet waren. Vielmehr ergab sich bei Absorptionsversuchen mit HLA-negativen Synzytiotrophoblastmembran (STM) Präparationen, daß diese Antikörper gegen ein Antigen gerichtet sind, die von Lymphozyten und vom Trophoblasten exprimiert werden. Die Antikörper individueller Patientinnen reagierten dabei nur mit Lymphozyten eines bestimmten Prozentsatzes von Spendern bzw. nur mit STM Präparationen eines bestimmten Prozentsatzes untersuchter Plazentae. Aus diesen Untersuchungen ließen sich bezüglich der Spezifität der Antikörper zwei Aussagen ableiten: Erstens sind die Zielantigene gleichermaßen auf Trophoblast und auf Lymphozyten exprimiert. Zweitens unterscheiden sich die erkannten Antigene verschiedener Individuen in einem definierten Muster, so daß eine Reaktion nur bei bestimmten Kombinationen feststellbar ist. Diese Ergebnisse führten zu weiteren Untersuchungen mit einer Serie xenogener anti-trophoblast Seren. Diese Seren wurden durch Immunisierung von Kaninchen mit STM Präparationen individueller Plazentae gewonnen. Nach entsprechender Absorption reagierten diese Seren mit einem Panel von Lymphozyten in einem Muster, das unabhängig vom HLA- und ABO-Typhus der entsprechenden Individuen war. Eine genauere statistische Analyse des Reaktionsmusters zeigte, daß sich die Spezifität der Antikörper auf drei Parameter zurückführen läßt. Diese Ergebnisse führten zu der Definition eines trophoblast-lymphozyten-kreuzreagierenden (TLX) Antigensystems, mit mindestens drei Allotypen [7]. Zwei dieser Allotypen (TLX-1 und TLX-3) sind voneinander unabhängig, ein dritter (TLX-2) ergibt sich aus einer Kombination der beiden anderen (Abb. 2). Dieses neuartige Antigensystem führte zu wichtigen Implikationen für das Verständnis maternaler Immunreaktionen gegen den Trophoblasten, da bei entsprechenden Kombinationen mit einer Sensibilisierung der Mutter durch paternale TLX-Allotypen gerechnet werden muß. Weitere Untersuchungen ergaben, daß TLX-Antigene neben Trophoblast und Lymphozyten auch auf Thrombozyten exprimiert sind und außerdem im Seminalplasma vorliegen [3]. Es zeigte sich, daß TLX-Antigene im sekretorischen Epithel der Samenbläschen gebildet und freigesetzt werden, so daß von einer

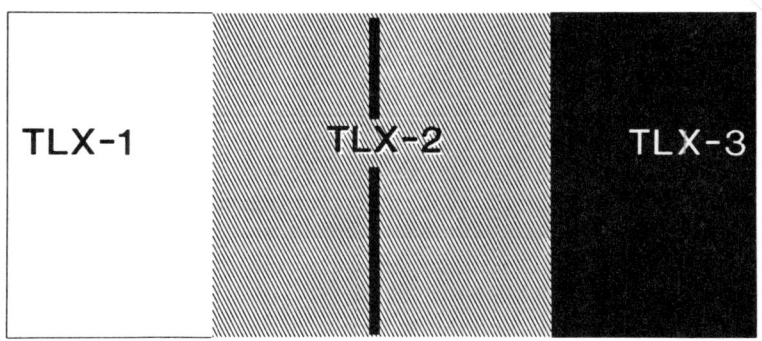

Abb. 2. Die statistische Analyse einer Serie xenogener anti-TLX Seren ergab drei unterschiedliche Reaktionsmuster und legte damit das Vorliegen eines Alloantigensystems nahe: Zwei Reaktionsmuster der anti-TLX Seren (TLX-1, TLX-3) waren voneinander unabhängig während ein drittes (TLX-2) Anteile der beiden anderen Gruppen beinhaltete.

Sensibilisierung der Frau durch paternale TLX-Allotypen sogar bereits vor einer Konzeption ausgegangen werden kann [8]. Mittlerweile deutet sich an, daß die TLX-Antigene eine nahe Verwandtschaft zu dem sogenannten Membran Cofactor Protein besitzen, das eine zentrale Rolle beim Schutz von Membranen gegen die Zerstörung durch die Komplementkaskade spielt [12]. Es wird damit verständlich, warum inadequate immunologische Reaktionen gegen TLX-Antigene mit pathologischen Schwangerschaftsverläufen bzw. mit rezidivierenden Spontanaborten assoziiert sind. Daraus ergibt sich für die normale Schwangerschaft die Notwendigkeit einer spezifischen Regulation der Immunantwort gegen TLX-Antigene.

Anti-idiotypische Regulation von anti-TLX Antikörpern

Aus der systemischen Exposition der Frau mit paternalen TLX-Antigenen ergibt sich für die Regulation der entsprechenden Immunantwort die Notwendigkeit einer systemischen Wirksamkeit. Da das maternale Immunsystem auch während der Schwangerschaft nicht generell supprimiert ist, scheint die Regulation anti-TLX Immunität außerdem auf einen spezifischen

Mechanismus zurückzuführen zu sein. Die Forderungen nach systemischer und spezifischer Wirksamkeit wird durch das Prinzip der anti-idiotypischen Regulation erfüllt. Dieser Mechanismus wurde erstmals Anfang der 70iger Jahre von Neils Jerne beschrieben [2], der für seine Arbeiten später mit dem Nobel Preis ausgezeichnet wurde. Das Konzept geht von der Tatsache aus, daß jeder spezifische Antikörper zunächst ein neuartiges Produkt für einen individuellen Organismus darstellt. Die Neuartigkeit des Antikörpers ergibt sich durch entsprechende Rearrangements der variablen Gene, die für die Kodierung des Idiotops, der Antigenbindungsstelle verantwortlich sind. Diese Arrangements erfolgen in der B-Zelle mit dem Ziel, das Idiotop des Antikörpers dem Epitop des Antigens möglichst optimal anzugleichen. Das Idiotop eines spezifischen Antikörpers stellt somit für das Immunsystem eine ebenso neuartige Struktur dar wie das spezifische Epitop eines Antigens. Damit repräsentiert dieses neuartige Idiotop einen immunogenen Stimulus, der seinerseits eine Immunantwort induzieren kann. Das Resultat dieser zweiten Immunantwort ist der anti-idiotypische Antikörper. Häufig werden primäre Antikörper Ab1 und anti-idiotypische Antikörper Ab2 genannt. Bindung von Ab2 an Ab1 kann die Bindung von Antigen durch Ab1 im Sinne einer kompetitiven Verdrängung blockieren (Abb. 3). Bindung von Ab2 an das membrangebundene IgG der B-Zelle kann außerdem die Bildung von Ab1 blockieren bzw. regulieren. Diese Regulation ist systemisch wirksam und außerdem hochselektiv, da sie nur für eine spezifische Gruppe von Ab1 Antikörpern wirksam ist (weiterführende Literatur hierzu in 4). Im folgenden werden zwei Serien von Experimenten dargelegt, die nahelegen, daß das antiidiotypische Netzwerk im Rahmen der normalen Fortpflanzung bei der Regulation von anti-TLX Antikörpern eine Rolle spielt.

Schon früh war aufgefallen, daß anti-TLX Antikörper nur bei bestimmten Patientinnen mit rezidivierenden Spontanaborten, jedoch nicht bei normal graviden Frauen nachweisbar waren [5, 6] obwohl auch bei der normalen Gravidität von einer Sensibilisierung durch paternale TLX-Allotypen ausgegangen werden muß. Es schien denkbar, daß anti-TLX Antikörper im Rahmen der normalen Schwangerschaft durch Ab2 Antikörper

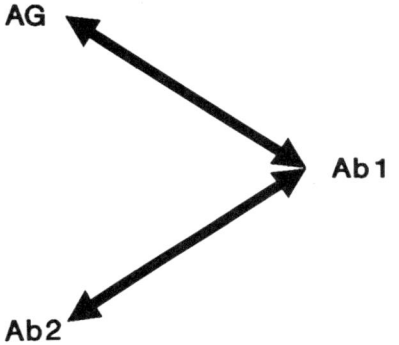

AG

Ab 1

Ab2

Abb. 3. Das Konzept des anti-idiotypischen Netzwerks: Ein definiertes Antigen (AG) führt zur Produktion eines spezifischen Antikörpers (Ab1). Die Antigenbindungsstelle (Idiotop) von Ab1 stellt seinerseits eine neuartige Struktur für das Immunsystem dar und führt damit zur Produktion eines sogenannten antiidiotypischen Antikörpers (Ab2). Ab1 und Ab2 regulieren einander wechselseitig. Außerdem kann Ab2 die Bindung von Antigen durch Ab1 verhindern.

blockiert und damit im Lymphozytotoxizitätsassay nicht nachweisbar waren. Es wurde versucht, mögliche Komplexe aus anti-TLX (Ab1) und anti-anti-TLX (Ab2) im Serum normal gravider Frauen durch Inkubation mit einem Überschuß an anti-TLX (Ab1) aufzubrechen [11]. Affinitätsgereinigter anti-TLX (Ab1) Antikörper aus dem Serum einer Patientin mit rezidivierenden Spontanaborten wurde an ein Staphylokokkenprotein-A gebunden. Diese Matrix wurde mit dem Serum einer normal Graviden inkubiert und anschließend durch Zentrifugation entfernt, um damit gebundenen Ab2 zu entfernen. Nach dieser Behandlung wurde das Serum der normal Graviden erneut auf Zytotoxizität gegen paternale Lymphozyten getestet. Es zeigte sich, daß jetzt auch in diesem Serum zytotoxische anti-TLX Antikörper nachweisbar waren [11]. Diese anti-TLX Antikörper scheinen demnach auch bei normal graviden Frauen vorzuliegen, ihr Nachweis gelingt aber erst nach Entfernen des entsprechenden Ab2 (Abb. 4).

Die zweite Serie von Experimenten galt der Frage, ob es gelingen könnte, die anti-TLX Aktivität im Serum von Patientinnen mit rezidivierenden Spontanaborten durch Zugabe von gereinigtem Ab2 in vitro zu blockieren [11]. Ab1-Ab2 Komplexe aus dem Serum normal Gravider wurden mit TLX Antigenen von Thrombozyten inkubiert. Nach Bindung der anti-TLX (Ab1) Antikörper wurden die Thrombozyten durch Zentrifugation

a

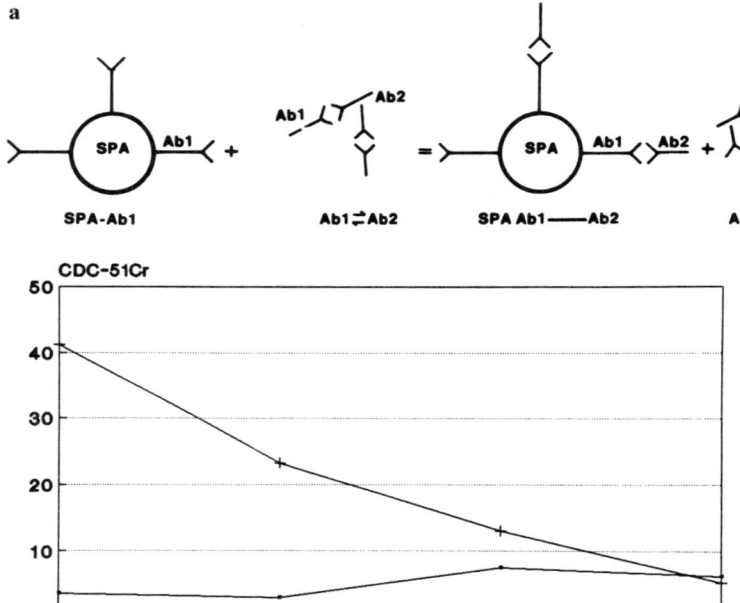

Abb. 4a, b. a Gereinigter anti-TLX Ab1 Antikörper wurde an eine Matrix von Sepharose-Staphylokokkenprotein A (SPA) gebunden (SPA-Ab1) und mit dem Serum einer gesunden Schwangeren inkubiert. Nach Abzentrifugation der SPA-Ab1-Ab2 Matrix wurde der Überstand auf zytotoxische Ab1 Antikörper untersucht. b Serum der normal Graviden wurde nach Entfernen des Ab2 mit 51-Chrom markierten paternalen Lymphozyten inkubiert. Die Freisetzung von intrazellulärem 51-Chrom (als Maß für Lymphozytotoxizität) war gegenüber dem unbehandelten Kontrollserum deutlich erhöht. Dieses Experiment zeigte, daß auch im Serum normal schwangerer Frauen anti-TLX Antikörper vorhanden sind, diese jedoch durch Ab2 blockiert sind und daher normalerweise nicht nachweisbar sind (nach [11]).

entfernt. Die blockierende Aktivität der verbliebenen Ab2 Antikörper wurde durch Zugabe zu einem anti-TLX haltigen Serum einer Patientin mit rezidivierenden Spontanaborten getestet. Es zeigte sich, daß sich die zytotoxische Aktivität durch Zugabe von Ab2 signifikant reduzieren ließ [11]. Um zu zeigen, daß dieser blockierende Effekt tatsächlich von einem Antikörper ausgeht, wurde ein Aliquot des Ab2-haltigen Serums mit einer Stapylokokkenprotein-A Matrix inkubiert, um damit IgG zu binden und zu entfernen. Danach zeigte das Serum keine blockierende Aktivität für zytotoxische anti-TLX Antikörper, womit bestätigt werden konnte, daß die blockierende Aktivität im Serum normal gravider Frauen von einem IgG Antikörper ausgeht [11] (Abb. 5).

Überlegungen zur Immunbiologie der Schwangerschaft

Aus dem Vorliegen allotypischer paternaler Antigene im Seminalplasma und aus den verschiedenen Subpopulationen des Trophoblasten folgt die Möglichkeit einer Sensibilisierung des Immunsystems der Frau (Abb. 6). Im Regelfall scheinen die maternalen Immunreaktionen einer systemischen und spezifischen Regulation zu unterliegen [10]. Im Rahmen der humoralen Immunantwort gegen paternale TLX-Antigene konnte gezeigt werden, daß diese bei normal schwangeren Frauen einer Regulation durch anti-idiotypische Antikörper unterliegt. Bei einer Gruppe von Patientinnen mit rezidivierenden Spontanaborten konnte ein Defekt in dieser Regulation nachgewiesen werden. Experimente mit Seren dieser Patientinnen zeigen, daß zytotoxische anti-TLX Aktivitäten durch Zugabe Ab2 haltiger Antikörperpräparationen in vitro blockierbar sind. Es ist vorstellbar, daß Ab2 haltige Präparate auch in vivo entsprechende Effekte erzielen. Damit ergäbe sich für Patientinnen mit rezidivierenden Spontanaborten bei nachgewiesener anti-TLX Aktivität die Möglichkeit eines therapeutischen Eingreifens.

Danksagung Ich möchte mich an dieser Stelle sehr herzlich bei Herrn Professor Dr.med. Bastert und Herrn PD Dr.med. Stolz für die Einladung zu diesem Beitrag bedanken. Mein besonderer Dank gilt auch meinen verehrten Lehrern, den Professoren John A. McIntyre und W. Page Faulk sowie meinen Kollegen Roumen Roussev M.D, Ph.D. und Donald S. Torry Ph.D. vom Center for Reproduction and Transplantation Immunology, Indianapolis IN, USA, die mir die Gelegenheit gaben, an einem Teil der hier

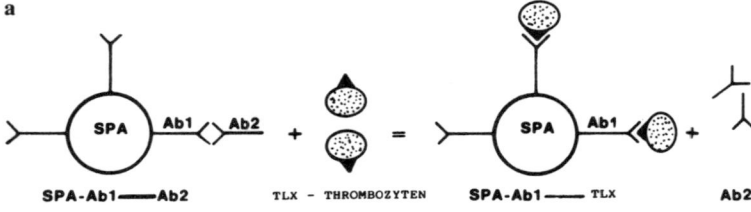

a

SPA-Ab1━━━Ab2   TLX – THROMBOZYTEN   SPA-Ab1━━━ TLX   Ab2

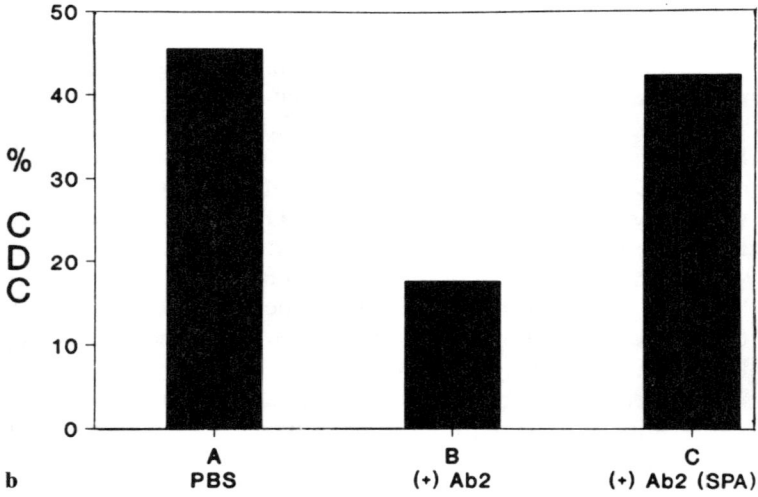

b

| A
PBS | B
(+) Ab2 | C
(+) Ab2 (SPA) |

Abb. 5a, b. a Ab1-Ab2 Komplexe aus dem Serum einer normal schwangeren Frau wurden an eine SPA-Sepharose Matrix gebunden und mit paternalen TLX-positiven Thrombozyten inkubiert. Nach Abzentrifugation der SPA-Matrix und der Thrombozyten wurde der Überstand auf das Vorliegen von freigesetztem Ab2 getestet: **b** Zytotoxischer anti-TLx Ab1 von einer RSA Patientin wurde zunächst mit Kontrollpuffer (PBS) gemischt und mit paternalen Lymphozyten getestet. Dabei ergab sich eine Zytotoxizität (CDC) von etwa 45 % (A). Bei Zugabe des Ab2 haltigen Testüberstands anstelle von PBS fand sich die Zytotoxizität dramatisch supprimiert (auf etwa 15 %, B). In einem Kontrollexperiment (C) ließ sich bestätigen, daß diese Suppression der Zytotoxizität tatsächlich auf den Ab2 Antikörper zurückzuführen war: Durch vorherige Entfernung aller IgG Antikörper aus dem Ab2 haltigen Testüberstand (mittels einer SPA-Matrix) wurde gleichzeitig die suppressive Wirkung entfernt (nach [11]).

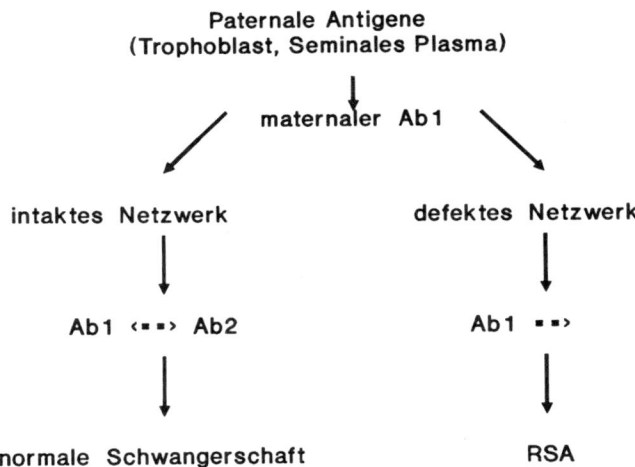

**Paternale Antigene
(Trophoblast, Seminales Plasma)**

maternaler Ab 1

intaktes Netzwerk   defektes Netzwerk

Ab 1 ‹■■› Ab2   Ab 1 ■■›

normale Schwangerschaft   RSA

Abb. 6. Schema zur Immunbiologie der normalen und der gestörten Schwangerschaft: Nur bei intakter Regulation der mütterlichen antipaternalen Immunantwort kommt es zu normalen Schwangerschaften. Bleibt diese Regulation aus, kann es zu rezidivierenden Spontanaborten (RSA) kommen.

dargestellten Arbeiten teilzuhaben. Großen Dank schulde ich Herrn Professor Dr.med. Hepp für seine Unterstützung bei der Fortsetzung meiner Arbeiten am Klinikum Großhadern in München.

Literatur

1. Boyd JD, Hamilton WJ (1970) The Human Placenta. London, McMillan, 1970.
2. Jerne NK (1974) Towards a network theory of the immune response Ann Immunol (Paris) 125c: 373–89
3. Kajino T, Torry DS, McIntyre JA, Faulk WP (1988) Trophoblast antigens in human seminal plasma. Am J Reprod Immunol Microbiol 17: 91
4. Köhler H, Urbain J, Cazenave PA (1984) Idiotyp in biology and medicine. Academic Press, New York NY
5. McConnachie PR, McIntyre JA (1984) Maternal antipaternal immunity in couples predisposed to repeated pregnancy losses. Am J Reprod Immunol 5: 145–50

6. McIntyre JA, Faulk WP: Recurrent spontaneous abortion in human pregnancy: results of immunogenetical, cellular, and humoral studies. Am J Reprod Immunol 4: 165, 1983.

7. McIntyre JA, Faulk WP, Verhulst SJ, Collivier JA (1983) Human trophoblast-lymphocyte crossreactive (TLX) antigens define a new alloantigen system. Science 222: 1135–7

8. Thaler CJ, Critser JK, McIntyre JA, Faulk WP (1989) Seminal vesicle: a source of trophoblast-lymphocyte crossreactive (TLX) antigen. Fertil. Steril. 52(3): 463–8.

9. Thaler CJ, McIntyre JA (1990) Fetal wastage and non-recognition in human pregnancy. In: Gleicher N (eds) Immunology and Allergy Clinics of North America, Reproductive Immunology, W.B. Saunders Company, Philadelphia, 10:1, 79–102

10. Thaler CJ, Coulam CB (1992) Evaluating new diagnostic approaches for unexplained infertility. In: Coulam CB, McIntyre JA, Faulk WP (eds) Immunological Obstetrics, Norton Publishers, New York, NY (in press).

11. Torry DS, Faulk WP, McIntyre JA (1989) Regulation of immunity to extraembryonic antigens in human pregnancy. Am J Reprod Immunol 21: 76–81

12. Vanderpuye OA, Labarrere CA, Thaler CJ, Faulk WP, McIntyre JA (1991) Syncitiotrophoblast brush border proteins recognized by monoclonal antibody TRA-2-10 and rabbit anti-TLX sera. Placenta (in press)

Sachverzeichnis